身體平衡，就有好情緒！

走出折磨人的情緒問題，
根治反反覆覆的生理疾病。
最徹底的身心健康方案

賴宇凡 Sara Lye

美國NTA認證
自然醫學營養治療師

暢銷經典
紀念版

痊癒需要的不只是食物，還有心

　　當初我是從心理健康這行，踏進了生理健康中營養的領域，想跨越領域，是因為我在心理門診中遇到了瓶頸，這瓶頸源自我對病患生理運作的不了解。我直覺知道自己病患的憂鬱症、躁鬱症不只是童年創傷引起的，我也知道，答案就在他們的身體裡。進入生理健康的領域，就是要去尋找那個答案。雖然之後來尋求我幫助的病患，多是為了生理疾病才出現在我的門診，可是，當我在為他們調整飲食和身體時，卻常發現，他們的心理跟身體一樣，也需要原料痊癒，而那些原料，不只是食物。

　　常常，病患飲食調整得很順利，但是身體卻一直卡在同一點，動不了。我發現這個被卡住的狀況，源自於兩種情況，一是病患還沒學會聆聽自己身體的聲音，二是他們被卡在一段自己不滿意的關係中，如不滿意的工作、婚姻、家庭裡。

　　身體痊癒的方向，可以說是靠身體感覺在指引的。身體的感覺告訴我們，吃什麼才對，不吃什麼就不對。因此，如果病患沒有學會認識自己的身體感覺，沒有習慣聆聽身體的聲音，也沒有習慣尊重身體的感覺，那麼，他就無法找到痊癒的方向。這樣的病患，會不停地問我：「為什麼我的身體會這樣？」「為什麼我老是不飽？」「為什麼我還沒有瘦？」「為什麼我還沒有好？」「為什麼我膽固醇還沒有降下來？」「為什麼我的血糖還是不穩定？」他們急著向外索取答案，卻不知道，答案在自己的身體裡。

身體是他們自己的，他們卻有這麼多的不確定，那是因為他們總是花時間去了解別人是如何評判自己的身體，卻從沒有花時間，認識自己身體的感覺。不認識自己的身體，就不可能相信自己的身體。這樣的人，不管病再小，都只有被卡住的分。

但是，那些學會了接納自己身體感覺，又願意相信自己身體感覺的人，卻為自己創造了不同的健康結果。這樣的人，知道認識自己身體的感覺並不是件容易的事，但他們下定決心要為健康一搏。這樣的病患，總是會問自己：「我有這樣的感覺，這是什麼意思？」「我的膽固醇指標是這樣，這告訴我什麼？」「我的血糖這樣震盪，該怎麼吃才能讓它平穩？」他們不向外找答案，他們向自己的身體要答案。當人認識了自己的身體，就會學習到對它的尊重，懂得接納它的一切，知道身體的感覺最準，是自己最應該相信的聲音。就因為相信自己的身體，便不再需要理會別人是如何評判它。他們不會急著瘦、不會急著好，因為他們信任身體，知道那些最終都會到來。這樣的人，不管有再大的病，都有痊癒的希望。

有些時候，病患已經認識、相信自己的身體感覺，但健康還是被卡住，我心理訓練的本能告訴我，他們的壓力不再來自於不均衡的飲食，而是來自於生活裡的人際關係。因為人際關係是現代生活中，除了飲食不均之外，最大的身體壓力來源。往往，我都可以在這時探知他們的工作、婚姻與家庭中，有哪些壓力來源。

心理的痊癒，一定始自於生理的平衡，這是當初我必須走向生理健康領域的原因。但是，由於我們不是單獨處在這個世界上，因此，我們與外界的交集，就有可能攪亂我們的平衡。這時，能指引我們的，就不只是身體的感覺，還有心理的情緒。

我們不習慣接納自己的情緒、尊重自己的情緒，讓我們與他人相處時，找不到方向。身體的感覺讓我們知道自己的生理界限在那裡，而心理

的感覺，則讓我們知道自己的心理界限在那裡。身體的感覺讓我們知道自己的身體狀況；心理的感覺，則讓我們知道外界的狀況。因為當初身體的設計，就是要讓我們在內外在環境中，求取最優勢的生存條件。因此，不只身體感覺源自於我們的體內神經系統，連心理情緒，也是由體內的神經系統產生的。這就是為什麼，當我們不理睬情緒、壓抑情緒、不認識情緒時，也會產生生理後果。

當這些已了解身體感覺的病患知道，原來自己身體還沒好，是因為還沒有認識心理情緒時，不管他們對情緒有多害怕，願意為健康一搏的人，就是會敞開心胸，去了解與接納情緒。當他們願意尊重自己情緒時，就必須也要求他人尊重，並學習溝通，修正他人的行為。讓原本有壓力的關係，能夠轉向，變成生活中的幸福來源。通常就在這個時候，他們的身體也不再卡住，大步向健康前進。

在生理、心理健康兩邊都走了一圈，我發現，所有的疾病，根源都是不了解、不相信自己——不了解、不相信自己的身體與心理感覺。因為不相信自己，所以會盡信他人；因為對自己沒有看法，所以會在乎別人怎麼看；因為不了解自己，所以不知道自己的需求。因為盡信他人，常把適合他人的拿來給自己用；因為在乎別人怎麼看，所以把自己最美好的部分改變；因為不知道自己的需求，所以不知道要如何自給自足，只等待別人把健康、快樂交到自己的手上。

等待，是漫長且痛苦的，我知道，因為我曾經等待過。我曾認為自己身體的感覺，是身體對我的背叛；自己心理的情緒，是自己對他人的背叛。等到自己病得不輕、人際關係毀得差不多了，才知道要珍惜自己的身體感覺和心理情緒。我知道，要認識、接納、相信自己的身體感覺和心理情緒，無法從上一代那裡習得，因為他們也沒有這方面的技能。所以，去學心理去學營養，其實是為了要自給自足，不再等待別人把健康快樂交到

我的手上，而是自己學會掌握。

　　這本書，就是要分享我在心理、生理雙邊領域所學到的知識與技能。由於要分享的內容是跨領域的，牽扯的面向很廣，因此，要形成一個完整的理論架構，沒有我編輯張海靜的耐心陪伴，與她如鋼似鐵的邏輯能力，我要分享的內容，就都必須折中，有所取捨。但是，感謝她鬼斧神工的專業編輯能力，能讓我把所學，完整呈現。

　　自我上一本書出版之後，有許多朋友在我的部落格食食課課上，與我結下了美好的緣份。我眼看著大家從不確定到確定，從恐慌到淡定，從生病到痊癒，內心的喜悅，因為無法描述，而讓文字顯得無能。大家拿著從上一本書裡學到的生理知識與技能，積極主動地為自己尋求健康痊癒的勇氣，是我寫這本書時，最大的支持動力。

　　我們常在部落格上分享失敗的痛苦與成功的眼淚，大家共同的語言，就是擁抱。這本書裡的每一個字，就是我想給那些已經認識，與還沒有認識的朋友們，最最深沉的擁抱。我期待你們每一個人，在人生的這趟旅途中，都能找到自己、了解自己、相信自己，也因此能找到屬於你們自己的健康與快樂。

　　最後要感謝我部落格食食課課的團隊，由於他們無私地貢獻自己所長，讓我有機會在第一本書出後，能以文章與食食課課教室影片和大家一起平衡身體。希望第二本書出後，我們能繼續和大家一起進行心理排毒，讓身心一起健康。

大熊抱

2013 春

目次

第一章

身心分離是
現代人疾病纏身的主因

1　身和心是不可分離的整體

　　我在心理門診看診時，一直都有一個印象，那就是來看診的人，雖然都是因為心理有結，但是，他們生理上的症狀也不少。比如，有人與伴侶相處不合，總是傷心欲絕，這樣的病患，同樣也因為心臟病，而經歷了心臟手術。或者父母為了孩子的學習問題，傷透了腦筋，這個孩子的母親，同樣也因為偏頭痛，吃止痛藥像吃糖一樣。讓我記憶最深刻的，是一位中東太太，她有一個控制欲與依賴性都很強的母親，她形容兩人的關係時，總是說：「我再也揹不動她了，我想要過自己的生活。」這位太太的背脊，總共動了五次手術，卻依舊無法痊癒。

　　其實，如果我們仔細觀察，就會發現，生理與心理症狀同時出現，非常普遍。比如月經期間的情緒出現大波動，看什麼都不順眼，這是心理狀態，但是，月經明明就是生理過程。又比如，有人平時脾氣好得很，可是只要他一餓，不但冒汗手抖，而且這時脾氣非常大，一點小事就氣得想咬人。發脾氣是心理狀態，但餓明明就是生理反應。或者，小朋友一吃糖，就精力無窮，不但如此，心情還特別好特別亢奮，等過一會兒，血糖掉下來了，又哭鬧不已。心情亢奮、哭鬧都是心理狀態，但是，血糖升高下降，明明就是生理機制。

　　這些例子，我雖很熟悉，卻從來沒有想過要深究。因為我受的是心理訓練，我的教育要求我很本份地留守在受訓範圍內執業（scope of practice），所以當病患抱怨生理症狀時，我都是將他們的生理問題，直接

轉介給醫生處理。可是，這樣看診，我總有跛腳的感覺。比如像憂鬱症的病人，幾乎個個都有睡眠問題，他們睡得不好，想要不憂鬱實在很難。後來，我因為發現自己最嚴重的憂鬱症病患，都是吃全素（vegan），在好奇心驅使下，我開始記錄病患飲食。一經對照，他們的飲食與症狀之間吻合的程度，讓我不得不正視生理與心理之間的關聯。這也難怪我以前看診時總有跛腳的感覺，因為我老是只照顧一邊，假裝另一邊不存在。

原來，生理與心理是相連的。

只是這麼一個簡單的健康哲學轉變，從「生理和心理分離」換到「生理和心理合一」，我沒弄懂的一下子都豁然開朗了。但為什麼雙邊的領域都沒有人給我們一點提示？我身體檢查時，為什麼從來沒有醫生問過我，是否有心理上的壓力？我的病患去看心理醫生時，為什麼沒有醫生檢查過他們的身體狀況，了解他們的血糖和血壓還有腸道健康？我的老師為什麼在漫長的心理教育中，從沒有跟我說過，其實我們的情緒和行為都有它生理反應的根源？後來我才知道，這是有歷史源由的。

其實，現代醫學之父希波克拉底（Hippocrates）早在二千四百年前時，就已提出身和心就像生態，好似各自獨立（independent），其實卻是相互依存（interdependent）的說法。後來羅馬時期最偉大的醫生蓋倫（Galen）提出靈魂是身體之奴，確立了心理疾病源自於腦中生理結構的理論。他的理論讓希波克拉底的生態模式（ecology model）沿用了二千多年，這兩千多年生理與心理、大腦與身體都是結合在一起治療的。接著，歐洲走進了中世紀，教會壯大，宗教和迷信充斥醫學。當時認為疾病源自於有罪的行為，只有取得教會饒恕才可能痊癒。但是，人類求知的欲望無法被壓抑，所以後來文藝復興時期降臨，科學再次抬頭。科學家和哲學家開始將身體和靈魂拆離，因為唯有如此醫師才能將靈魂歸還宗教，可以不受教會的掌控研究大腦的生理運作。從此，心理專業便與生理運作分離，

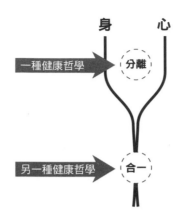

圖1：對身心看法，兩種健康哲學

開始深受哲學而非醫學影響，從此大家就認為，心理問題要由人心解決，與生理無關。而我們的心理與身體相互依存的生態觀念，也開始慢慢失傳了（見圖1）。

　　可是，身心運作向來是合一的，它不因為被人拆解了，就不再一起運作。不管我們如何將生理與心理在課本上分離，在身體中，它們依舊是分享同一個內在環境、面對同一個外在環境，共享資源，互相影響。所以，若想了解生理與心理健康，我們要做的第一件事就是將它們合起來觀察，給予它們同等的待遇。

2 身心互相影響的關鍵在下視丘

在身心被拆離前，古希臘的醫學很相信身體器官是深受情緒影響的。這些智者透過觀察，分別描述各個器官與情緒的關聯。如心臟主掌的是精神（spirit），諸如勇氣、誠實、熱情等情緒，都對它有很正面的影響。但是，像罪惡感、後悔等情緒便對心臟有負面的影響。愛是心臟最需要的情緒，古希臘醫學裡認為，人可能因心碎而死。他們也認為，心臟是體內最熱的器官，因此，過量的正面情緒會引起發燒。所以我們興奮過度時，常會滿臉通紅，狀似發燒。古希臘醫生稱這類情緒高亢而引起的發熱為「短暫的發燒」（ephemeral fevers）。肺部則與心理空間有最直接的關聯。所以當一個人的心理被壓抑、不被接納、不被允許有自己的思想空間時，我們會形容它像窒息一樣。但，當我們驕傲自信時，都自然而然想抬頭挺胸，胸腔擴張，讓肺部伸展。

同樣的觀察結論，不只出現在古希臘醫學中，我們中國老祖宗也發現了同樣的現象，中醫裡的七情五志就是這麼來的。中醫認為人有喜、怒、憂、思、悲、恐、驚等七情。其中怒、喜、思、憂、恐為五志，它與五臟有著密切的關聯。肝與怒相連，因此我們俗語裡會說「動肝火」，怒氣一上就會影響肝臟，會誘發高血壓、心臟病、胃潰瘍等。思與脾相連，如果大腦使用過度，就可能神經系統功能失調，消化液分泌減少、食欲不振。憂連肺，憂傷過度可能傷肺，出現乾咳、呼吸不順、聲音沙啞等症狀。中醫對於喜的觀察則與古希臘醫學不謀而合。喜連心，它使氣血流通、肌肉

放鬆、恢復疲勞。但太過歡喜，則會損傷心氣，出現心悸、失眠等症狀。

這些，都是情緒影響身體機能的例子，是心能影響身的證據。但是，我們的身心在身體結構裡是如何互相影響呢？我們的感受是神經系統在掌管，神經系統是以電流溝通，但人體依刺激做出反應的器官卻不是受電流左右，它們是內分泌腺體以生理化學在掌控的。那在神經裡跑的電流訊息，是如何轉換成生理化學，影響身體各器官的呢？

讓心理影響生理的 HP 軸線

所有神經系統接收到的訊息，最後都會統整到下視丘（hypothalamus）。下視丘所處的位置很重要，因為它是連結神經系統與內分泌系統的轉接站。下視丘中有一種很特殊的細胞，叫神經內分泌細胞（neurosecretory cell），這種細胞可以將神經的電流訊息轉換成化學訊息，這個訊息再傳遞到人體內分泌的高級長官——腦垂體（pituitary）中。下視丘與腦垂體相連，而腦垂體又與全身的內分泌網絡相接，所以，神經系統就能透過下視丘這個轉接站，去影響內分泌系統，再藉由內分泌系統，掌控各器官的運作。

比如，當我們生活中遇到壓力或有危急的事情時，緊張的訊息透過電流送進下視丘，下視丘再將緊張的電流訊息轉成化學訊息，送往腦垂體。腦垂體把緊張的化學訊息往內分泌網絡送，這時，腎上腺接收到訊息，就釋出壓力荷爾蒙。壓力荷爾蒙會影響我們的血壓、心跳、血糖，讓我們的血管收縮、心跳加快。所以，當我們緊張時，常會心跳加速、血壓升高。這整條運作的軸線就是所謂的下視丘—腦垂體—腎上腺軸線（hypothalamic-pituitary-adrenal axis, HPA）（見圖2）。但人體為了在環境中有效應變，體內所有的內分泌系統，都還可以銜接在下視丘—腦垂體（hypothalamus-pituitary

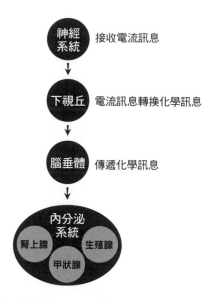

圖2：神經系統與內分泌系統的連結與轉換

axis, HP）的 HP 軸線上運作，所以除了上述的 HPA，還有下視丘—腦垂體—甲狀腺軸線（hypothalamic-pituitary-thyroid axis, HPT），或下視丘—腦垂體—生殖腺軸線（hypothalamic-pituitary-gonadal axis, HPG）等等。

反饋機制讓生理影響心理

按照這個說法，心理影響身體只是單向行進。可是我們的身體是活的，因此它很少有直線形的設計，多數的體內設計都是循環式的。讓我們的身心能串成一個循環，心理能影響身體，身體反過來也能影響心理的關鍵，即是反饋機制（feedback loop）。反饋機制簡單說，就是 A 影響 B，B 再把被影響的訊息反饋給 A，也就是 AB 之間的溝通是生生不息的。

我們以嬰兒對母乳需求及母乳產量的改變，來說明反饋機制。嬰兒吃

母乳時，以吸吮刺激母親的乳頭。吸吮這個神經電流訊息進入下視丘，轉成化學訊息，進入腦垂體，腦垂體再指示內分泌系統製造更多的母乳。所以，吸吮增加，也就等於母乳增加，形成一個反饋，好應對嬰兒成長中對母乳需求的增加。這樣的反饋機制，給了人體適應內在與外在環境改變的能力。就是因為有了這個反饋機制，所以體內環境，才能循著反饋的路徑，回頭影響我們的情緒。

例如，我們肚子餓時就想發脾氣。是因為壓力荷爾蒙除了在危急、壓力大的情況下會產生，它在我們的血糖掉進谷底時，也同時會氾濫。遠古時代的生存危機，不外乎是遇到猛獸，再來就是打不到獵物，沒東西吃。但我們現在不是沒東西吃，血糖才掉到谷底，我們現在是吃過多加工食品，讓血糖一下飆得老高，血糖飆高得快，下來得就快。這時壓力荷爾蒙就被叫出來工作，因為它能夠提升血糖[1]（見圖3）。

例如我們早餐吃的是一碗燕麥加水果，燕麥和水果進入體內大部分是消化成糖，這時若沒有油脂和蛋白質讓糖的分解減緩，那麼血糖就會升得很快。由於血糖上升得太快，胰臟無法判斷有多少糖進入血液，因此用來降低血糖的胰島素就會釋放過量。過量的胰島素就把血糖壓得超過平衡線往谷底掉。由於血糖掉得又急又快，所以腎上腺釋放壓力荷爾蒙時，也又急又快，量就跟著多，這樣才能適時把血糖提升起來。

壓力荷爾蒙一旦氾濫，藉由血液，路經下視丘，下視丘偵測到這個情況後，就以神經傳導素（neurotransmitter）傳遞訊息，轉成電流跟神經系統溝通。因為內分泌系統是靠荷爾蒙溝通，而神經系統則是靠著神經傳導素和電流聯繫（參見67頁）。所以，如果這些溝通的工具是以電話比喻，

註1：血糖與壓力荷爾蒙之間的關係更詳細的說明可參考賴宇凡著《要瘦就瘦，要健康就健康──把飲食金字塔倒過來吃就對了！》一書，第38頁至第49頁。

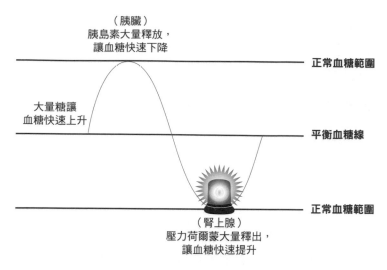

圖3：血糖快速下降，壓力荷爾蒙大量釋出，就容易情緒緊張

那麼下視丘就兩種電話都擁有，它能夠跟兩邊通話。

待下視丘與神經系統的電話一接通，壓力荷爾蒙氾濫的訊息送去了神經系統，所有跟搏鬥逃跑相關的情緒也就會跟著氾濫——恐慌、緊張、害怕，看任何人都像猛獸，不是想打架就是想逃跑。所以，當血糖急速掉到谷底時，就會脾氣特別大。

由此我們可以看得出來，不是只有心情能影響身體；身體的內在環境，其實也會回頭影響心理。這就是為什麼我門診中長期脫水的病患，常出現憂鬱症、躁鬱症或其他情緒上的病症。且當人在像青少年、更年期、懷孕這些荷爾蒙變化很大的時期，如果內分泌系統是失調的狀態，通常都會跟著有嚴重的情緒波動。還有，外服荷爾蒙如避孕藥等，如果量沒抓好使得內分泌系統失衡，它的副作用除了生理症狀外，也包含了情緒症狀。就是因為身體內的環境會影響心理環境，所以很多憂鬱症的病患，在檢查甲狀腺機能時，也同時會發現他們的甲狀腺機能已經失調。

生理和心理分享同一個體內生態

由於體內所有的內分泌系統成員，都與腦垂體相連，因此，它們都能回到同一個地點匯整、交流。所以內分泌腺體，其實是可以互相影響的。我們拿吃跟性之間的關係做為例子。

當外在氣氛對了，透過你摸我、我碰你，性欲從神經系統，經下視丘傳到腦垂體，從腦垂體再傳到生殖器官，啟動各種體內機能去完成性交 (見圖4)。

但是，由於所有的荷爾蒙都可以反饋至腦垂體互相交流，因此，其他的荷爾蒙也會影響性荷爾蒙。

例如當我們生活壓力很大，或是飲食不均，總是刺激腎上腺，這些情況都會讓壓力荷爾蒙氾濫。當壓力荷爾蒙升高，以反饋機制將它帶到下視丘─腦垂體軸線（HP軸線）中，它就會跟性荷爾蒙在那裡相會 (見圖5)。由於壓力荷爾蒙主掌生存，所以它最大，所有的荷爾蒙一見到它，都要讓

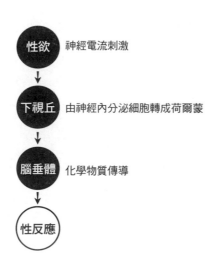

圖4：性欲神經訊息透過下視丘─腦垂體轉換成內分泌訊息，引起性反應

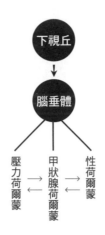

圖5：內分泌系統中所有成員，會在下視丘－腦垂體軸線中互相影響

路。壓力荷爾蒙的工作是確保生存，人在確保生存時不是搏鬥就是逃跑（fight-or-flight），哪有時間傳宗接代。所以壓力荷爾蒙與性荷爾蒙一交鋒，性荷爾蒙一敗下陣，想要的情緒或性功能就會消失，結果就很可能是你再摸再碰，沒興趣就是沒「性」趣。

　　由此可見，想要的情緒，不只是受伴侶和氣氛影響，它還可以被我們生活裡的其他因素左右。這主要就是因為，內在環境透過反饋循環，分享著同一個體內生態，所以人的整個生理環境，都可以回頭影響我們的心理環境。

　　我們的身心不但是合一的，而且它們還是互相影響的。這個循環回饋、相互影響的機制，給了我們在面對外界時無比的彈性與適應能力。

3　心理和身體都是重回健康的指標

　　當初我們把身心拆離時，就一起把心理的情緒和身體的感覺分離了，這個部分的身心離異，為我們往後的生理與心理帶來了源源不絕的問題。

　　把心理情緒與身體感覺一拆開，單只使用一邊，我們對於人、事、物的應對，就總像是少了一邊站不穩，跟跛了腳一樣。比如，一個女人處於不美滿的婚姻中，每一次先生貶低她，她就頭痛欲裂，所以只好猛吞止痛藥。可是，如果我們當初沒有把身體感覺和心理情緒拆解開，給它們差別待遇，女人就會發現，她被先生貶低時其實有很多情緒產生，如憤怒、傷心、失望等。可是由於她不願面對這些情緒，所以，剩下的感覺就只有頭痛。沒有了情緒的指引，女人便沒有動力做必要的改變，那麼這段婚姻所留給她的，就是無止盡的頭痛。

　　又例如，小孩因為害怕學校老師，不喜歡上學。他跟父母溝通這個情緒，卻不斷被打回票：「小孩子不要囉嗦！你好好聽老師的話就好了。」後來，每當一要上學，他就肚子痛個不停。一樣，如果父母對待孩子的身體感覺和心理情緒並沒有差別待遇，他們就會發現，孩子是害怕老師的，他與老師之間的相處出現了問題。但是，現在父母卻以行動教育孩子忽略情緒，那麼剩下的感覺就只有肚子痛。沒有了情緒的指引，孩子便沒有機會學習如何與老師相處，此後跟上級的相處對他來說，就只剩下肚子痛。小時候沒機會學習，孩子長大工作後，也會把同樣的問題帶進與自己老闆的相處中。

或者，我們吃進很多糖分時，只知道一吃糖心情就很好，卻忽略了吃進太多糖分肚子常常會痛，接下來幾天還可能便祕。就是因為不把生理感覺當回事，吃糖後只剩下好心情。沒有了生理感覺的指引，不知道要平衡自己的飲食，最後糖分長期攝取過量，終於形成疾病。

如果我們把成長期推到最初，就會發現在小嬰兒還沒有學到身心分離的概念時，他們對自己的身體感覺與心理情緒，是同樣的敏感。如果有人搶走小嬰兒的玩具，他不管搶玩具的人是誰，生氣了，想放聲大哭就放聲大哭。如果有人掐他的小屁股，他不只知道自己屁股很痛，他還知道自己很生氣。小嬰兒令人羨慕，因為他們還沒有遺忘要如何同時使用自己的身體感覺和心理情緒，他們知道，這兩種感覺，都是源自於體內，用於保護自己的。

情緒和感覺都是保護我們健康的衛兵

我們的心理情緒與生理的感覺，都有一個很重要的任務，就是它們是介於我們內在環境與外在環境之間，用於偵測我們內、外在環境的。它們就像在國界間城牆上守望的衛兵一樣，內部有變，或外面有人、事、物越了界，國家就要靠這些士兵通風報信。

因為情緒與感覺介於內外環境間，所以，它們不但能偵測外在環境，比如小嬰兒被掐，不但屁股會痛，心裡也會生氣；它們同時也能察覺內在環境的改變，比如，人的血糖急速掉進谷底時，不但很餓，而且還會想發脾氣。生理感覺與心理情緒的任務不但相同，而且它們都同時源自於體內的神經系統。

生理感覺源自於神經系統裡的感應器（sensor），這些感應器遍布全身，包括內臟。當內、外在環境給予我們刺激時——這些刺激可能是有人

掐我們，或者體內脫水；身體的感應器偵察到這些刺激後，它就形成感覺，比如被掐會皮膚痛，脫水了會口渴。而我們的心理情緒，則是在邊緣腦（limbic brain）裡的杏仁體（amygdala）中產生，邊緣腦是一組位於腦中的神經組織，除了掌管我們的情緒外，它還深深地影響我們的行為和記憶。當外在環境越了我們的界限時，比如有人掐我們，我們不但會痛，而且會生氣；或者體內環境有變，如脫水時，我們除了口渴，還可能很焦躁，這個生氣和焦躁的情緒，就是產自邊緣腦中的杏仁體。這些生理與心理感受把偵察到的內、外環境，向體內通風報信，把訊息匯整到下視丘中。下視丘再把這些收集來的情況，送進大腦的意識中做分析，大腦有了這雙重資訊，才能做出明智的行為決定。

下視丘也同時會把從內在環境匯整的資訊，透過腦垂體往內分泌系統送，用以調整內在環境，以達到體內平衡（homeostasis），提供人體生化運作的最佳環境，以支應外在的變化。我們可以說，就因為有心理情緒與生理感覺，我們的生理與心理環境，才有了雙重的保護。從這來看，身體感覺和心理的情緒對身體來說，其實並沒有差別，因為從生理上來說，它們都是在人體的組織結構內生成；從作用上來說，它們都是讓人了解內、外環境的衛兵，用以調節與保衛自己的生理與心理環境。

從這裡我們也可以看出，生理感覺和心理情緒都是於我們的潛意識中生成的，因為它們在體內的形成，是經由內、外環境的刺激，而非我們所能操控。這就是為什麼，接納自己的感覺與情緒，會是如此重要的一門功課。因為，如果我們不懂得接納、肯定情緒與感覺，那麼，它們就無法從潛意識進入意識中。也可以說，當我們不懂得接納情緒時，潛意識就無法作用，下視丘與神經系統間的電話就打不通，腦子接收不到這些重要訊息，不可能做出最明智的決定。

所以，當人不懂得觀察、接納自己的生理感覺時，身體有症狀，想警

告我們做生活與飲食上的修正，訊息卻傳達不到我們的大腦裡。這樣的人，很多時候都要等到腫瘤全身亂竄，才知道已出大事。同樣的道理，如果人不懂得觀察、接納自己的心理情緒，外在人、事、物與我們之間的互動出了問題，情緒想警告我們做調整時，訊息也傳不到大腦裡。這樣的人，常常都要等到自己與人、事、物的關係都惡劣到快結束時，才知道已出大事。所以，我們不但不應對生理感覺與心理情緒有差別待遇，而且我們更不應該扼殺這些源自於體內的感覺。因為扼殺感覺和情緒，就像把城牆上的衛兵給殺了一樣，如此一來，就等於把我們通風報信的整個機制都關閉了。

　　所以，如果你想擁有健康和快樂，就一定要學習聆聽自己的感覺，不只是身體的感覺，還有心理的感覺。

4 　身心主導行為創造命運

　　嚴格來說，我們的健康、快樂，並非建立在情緒與感覺上，人為自己
創造命運，是靠我們所做的事。但是，就因為情緒感覺是在潛意識中生
成，如果我們不懂得接納與肯定它們，我們的行為決策裡，就缺乏了這個
身體內建的智慧。智慧就是正確的資訊，所以美國的中央情報局名為
（Central Intelligence Agency, CIA），情報的英文就是 intelligence，它也有智
慧的含意。由於身體感覺和心理情緒做的事就是為我們收集情報，所以我
們可以說，懂得使用感覺和情緒的人，就是有智慧的人。

　　比如，當妻子被先生貶低時，她可以默默承受，或者她可以珍惜自己
的情緒，認真溝通、表達情緒。當孩子害怕老師時，做父母的可以代他去
向老師說理，或叫孩子不要理會自己的情緒。他們也可以選擇教育孩子，
利用自己的情緒去與老師溝通，改善他們之間的關係。有時，我們肚子痛
或拉肚子總治不好，如果我們能正視自己的身體感覺，就會找到線索，根
治消化問題的來源。所以，源自於體內的感覺與情緒，就是我們的智慧，
用以引導我們的行為。如果我們懂得使用自己的智慧，就能用行為對內外
環境做出有效的刺激、修正，讓內、外環境提供給我們的反饋，是正面反
饋。這樣的人，就能愈活愈寬廣、愈活愈順利。因為他會不斷地以行為，
為自己創造出最適合生存的內、外環境。

　　如此一來，我們的情緒與感覺就能介於人的內在環境與外在環境間，
為我們收集內、外情報，回饋給內在環境，並且主導人的行為，用以刺激

外在環境，為自己創造命運（見圖6）。

　　人要為自己創造美好的命運，靠的是豐富的知識與技能。照顧好自己的內在環境，接納、肯定情緒和感覺，最後透徹地了解行為，以及它與外在環境互動的關係，這樣才能為你創建最佳的內、外環境，也為自己創造幸福、美好的命運。

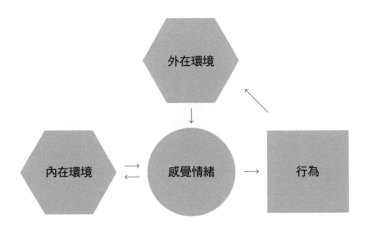

圖6：完整的身心生態，以感覺情緒為中心將兩邊連在一起

第二章

調整生理環境，
打造身心平衡的基礎

1　身心健康的基礎在生理

　　大部分的人，都知道車子要跑需要能量，要加好油，它才跑得快、跑得好。可是，大部分的人，都以為身體裡的資源無限，不需要補給也能夠運作順暢。我們希望車子能帶著我們到達目的地，因此，我們對車子都知道要加油、保養、維修。我們也希望身體能帶著我們達成人生目標，可是對於這個伙伴，我們卻只知道極力向它索取，從沒想過它也有需求、它也需要被照顧。

　　我們的內在環境是一個資源有限的生態環境，那就是，這個營養元素給你用掉了，我就沒有了。比如，色胺酸（tryptophan）是神經系統內重要神經傳導素——血清素（serotonin）——的合成原料，但是，它同時積極參與體內調度水分的工作。所以，當人脫水時，色胺酸就會被綁在調度水分的工作崗位上無法脫身，血清素的合成便會面臨不足。如此一來，就因為資源匱乏，內在環境為了要保水，而使得神經運作出現阻礙。所以，當內在環境失衡、補給不當時，心理、神經系統就會跟著整個生理系統，一起被拖下水。

　　如果我們的內在環境失衡，泡在這個環境中的神經系統會直接受到損害，這時，各類神經疾病就都出籠了，如老年失智、帕金森氏症、妥瑞氏症、癲癇、偏頭痛等。而一旦神經系統這個硬體設備出問題，靠它運作的軟體如身體感覺和心理情緒，也會跟著有偏差。這時情緒和感覺這些本是為了保護我們而存在、與外在環境交集的介面，不但沒幫上忙，還可能為

我們增加負擔，憂鬱症、躁鬱症就是典型的例子。又因為我們的行為是靠著身體感覺和心理情緒做引導的，所以，這時行為也就可能會跟著脫軌，如強迫症、學習障礙等。心理、行為，與神經疾病三者環環相扣，都包含在精神領域之內（見圖1）。

　　想要身心都達到健康，必須以內在環境為基礎。但是，內在環境的運作是否能達到最佳狀態，跟我們所供給的資源品質，也有很大的關聯。比如，如果我們吃了品質惡劣的食物，不但無法提供良好的營養元素，身體還要花費資源排毒。如此一來，有限的身體資源反而快速流失，最後導致匱乏，心理和神經系統也跟著生理系統一起被拖下水。

　　世界上設計最完美的跑車，如果沒有了能量和資源，一樣跑不動。假設身體是部完美的跑車，不好好照顧它，它也會因為汽油品質太糟、加油不足，還有運轉時間過長，而出現問題。當生理環境出現問題時，在身心本是一體的情況下，神經、心理環境很難不出問題。所以，不管我們要的是生理健康還是心理健康，一切都要從支援內在環境做起。

　　如果人生是跑道，那麼內在環境便是我們唯一的一部跑車。這部跑車，並不是我們的工具，它是我們的伙伴。想要伙伴跟著我們一起達成目標，就要懂得如何照顧和保養它。

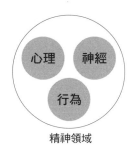

精神領域

圖1：精神疾病包含了神經、心理、行為疾病

2 血糖震盪神經系統就地震

　　身心健康、快樂的人，給人的感覺就是「很平衡」，他們能笑能哭、能怒能喜，想動就動，不痠不痛，這些都必須有平衡的內在環境支援才能做到。

　　內在環境的平衡，首先要靠均衡的飲食。我們體內運作的能量來源就是飲食提供的，而神經系統展現的平衡，是靠穩定的能量供給達成的，所以，穩定的能量跟均衡的飲食是綁在一起的，飲食均衡，血糖就穩定。內在環境平衡後，神經組織才可能不受損傷，而與神經系統大力交集的內分泌系統也才可能平衡，我們的情緒才不會跟著內分泌系統一起又上又下。

　　我們每一次吃東西，身體要很忙碌地進行調整。一般人觀念中可能認為，吃得營養就是吃很多大家所謂健康的食物。五穀很營養，就多吃一點；地瓜很健康，就多吃一點；油不健康，少吃一點。其實什麼一太多、什麼一太少，都會失衡。

　　因此，真正的均衡是人體所需的三大營養元素蛋白質、脂肪、碳水化合物全面攝取，不但如此，它們還要同時攝取。

血糖穩定大腦能量供給才穩定

　　三大營養元素在體內分解後，除了提供生化原料讓身體再合成以建造組織結構外，它還是我們最主要的能量來源。油脂、蛋白質、碳水化合物

在提供身體的能量時，有不同的特性，它們之間的不同，讓人體運用能量時有很大的彈性空間。碳水化合物所提供的能量是糖，燒糖好像燒紙一般，燒得快且猛，但是它不持久。油脂所提供的能量好像燒柴一樣，燃得慢，卻能燒很久。蛋白質則是機動性地支援碳水化合物和油脂不足的地方。我們的身體像機器一樣，沒有能量來源就跑不動，且能量提供若不穩定，運作也會不順暢，就像車子能源不穩定一樣，一下跑得動、一下跑不動。這就是為什麼身體對於能量的調度，會做這麼嚴密的設計。由於身體的運作是即時的，先進來什麼就先燒什麼，它不像倉庫一樣，是等貨都到齊了再分配。所以三大營養元素，應該要搭配好並同時攝取。如果我們餐餐不是這個多，就是那個少，身體在能量調度上就會出現困難。

碳水化合物除了膳食纖維外，消化後在體內變成糖，為了調節糖進入血液的速度，油脂、蛋白質和碳水化合物同時攝取就很重要，因為油脂和蛋白質能減緩碳水化合物的糖分解，以放慢糖進入血液的速度，讓血糖（glucose）上升緩慢。緩慢上升的血糖，下降才會緩慢，這樣血糖才會平衡，我們身體能量的來源也才會穩定。

為什麼這個漂亮、平穩的血糖線很重要呢？人的腦部和神經主要能量是來自於血糖，但神經細胞卻無法儲存糖，因此血糖的穩定供給就變得很重要。一個漂亮、平穩的血糖線，就是能量供給穩定的保障。所以，一個有穩定能量供給的人，一整天的精神都很好，好像有用不完的精力。不只如此，他們的思緒持續很清楚，反應很敏銳，好像有用不完的腦力一樣（見圖 2、見圖 3）。

人體內神經細胞最密集的地方就是腦部，腦部有高達一千億的神經細胞。腦是個特別的器官，它只占我們體重的二％，但是它卻需要身體提供二〇％的能量與氧氣。嬰幼兒與兒童的腦對能量的需求就更大了，因為他們的腦還在快速成長，一般來說，他們的腦對能量的需求，是成人的二至

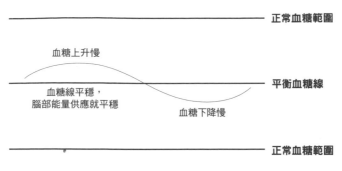

圖2：上升慢就下降慢的血糖線很平穩

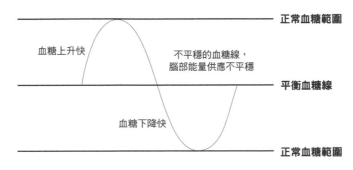

圖3：上升快就下降快的血糖線不平穩

三倍。如果我們的飲食不均衡，糖攝取過多，油脂和蛋白質又不跟著糖一起吃，血糖就會很快地上升。上得快，下得也快。這就是血糖震盪。

　　當血糖像雲霄飛車那樣上上下下時，我們體內的能量供給就變得一下有、一下沒有。大腦也跟著像燈泡接觸不良一樣，一下亮、一下暗。血糖重重地掉下來時，腦部的主要能量供給不足，便開始出現大腦轉不動、大腦好像有霧、無法集中精神、無法專心等這類的思考症狀。這些症狀會在小孩子的身上誇大好幾倍，因為他們的腦原本所需的能量，就是成人的好

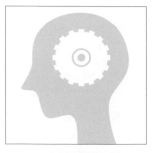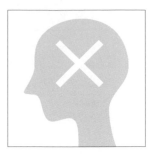

血糖供應平穩　　　　　血糖供應不平穩
大腦走得動　　　　　　大腦走不動

圖4：血糖與大腦運作的關係

幾倍（見圖4）。

在身體正常運作的情況下，當我們的糖不足時，油脂會開始分解產生酮體（ketone），這酮體就是我們的備用能量。糖燒得快且猛，但不持久，配上難燃卻可以燒得很持久的酮體，它們是天作之合的一對。問題是，如果一個人總是不停餵自己吃糖，由於它易燃，因此身體總是會先燒它，最後就變得不會使用酮體這個備用能量了。如此一來，身體對脂肪的分解就變得很懶惰，人不但容易胖，而且腦子還會變得只懂得短跑。一吃糖就出現爆發力，血糖一掉下來就只能趴在跑道上，動不了。糖一旦燒完就好像電池沒電了一樣，沒有備用電池接手，人就突然變得沒精神，思想開始混淆、頭暈、抽搐，嚴重時失去意識、發生癲癇。

血糖不平衡破壞腺體

在人體中，與神經系統交集最大的要屬內分泌系統，內分泌系統一定要能平衡，我們的情緒才有平衡的可能。內分泌要平衡靠的也是一條漂亮、平穩的血糖線，長期震盪的血糖，會讓內分泌系統開始大亂。

血糖升得太高，我們的生存出現危險，胰臟就必須分泌胰島素把它降下來。當糖衝進血糖的速度太快時，胰臟無法判斷有多少糖進入，就只好釋出全部的胰島素。但過量的胰島素把血糖壓過平衡線往谷底掉，導致血糖過低，我們也一樣會有生命危險，這時腎上腺就要分泌壓力荷爾蒙去提升血糖。可是血糖若速度掉得太快，腎上腺也一樣沒有辦法判斷需要多少壓力荷爾蒙，就只好也把壓力荷爾蒙全數釋出，將身體裡備用的糖原釋放出來，讓血糖快速提起，就這樣，一整日血糖不停地大力上上下下。

如果我們長期讓血糖震盪，頻繁地大量釋放荷爾蒙，最後接受它訊息的細胞就會受不了，像小孩被嘮叨過度一樣把耳朵關起來，細胞也開始把荷爾蒙接收器收了起來，拒聽。這樣就形成了荷爾蒙阻抗。所以，荷爾蒙形成阻抗，並不是荷爾蒙不夠出問題，而是細胞接收不到訊息才出問題。但胰臟和腎上腺都以為是它們製造的荷爾蒙不足，所以細胞沒反應，就更努力製造和釋出荷爾蒙。這時腺體就會變得亢進。再過一陣子，腺體實在累了，就有力氣時做多些、沒力氣時做少一些，我們就會見到腺體一下亢進，一下子又做不動造成機能減退，這時便是混合階段。最後，腺體累壞了，就癱在那裡，變成荷爾蒙製造不足，形成了完全的機能減退。這就是內分泌腺體受傷時，會歷經的不同枯竭階段。

第一階段：亢進

第二階段：混合（亢進／機能減退交替）

第三階段：機能減退

人體身心合一的連線地，就在下視丘─腦垂體─內分泌這條軸線裡。如果我們仔細分析這條軸線中，腦垂體所分泌的荷爾蒙，就會發現，它影響最深的三大內分泌腺體，就是腎上腺、甲狀腺和生殖腺(見表1)。當腎上腺因為血糖震盪過久而進入枯竭狀態時，甲狀腺、生殖腺就會被它一起拖下水。這時我們就可能發現有甲狀腺亢進，或甲狀腺機能減退，或有時是

亢進、有時是減退。當我們的生殖腺被拖下水時，月經會開始出現症狀，有些是不來、有些是來太久，有些太少、有些太多。這些都是下視丘─腦垂體─內分泌這條軸線開始失衡的生理症狀。

表1：腦垂體分泌的荷爾蒙

荷爾蒙	作用
人類生長激素 Human growth hormone （HGH）	刺激細胞生成、蛋白質合成、組織修復、脂肪分解，以及提升血糖。
甲狀腺激素 Thyroid-stimulating hormone （TSH）	刺激**甲狀腺**分泌甲狀腺荷爾蒙。
濾泡刺激素 Follicle-stimulating hormone （FSH）	刺激卵子與精子的成長。
黃體素 Luteinizing hormone （LH）	在女性體內刺激**女性荷爾蒙**分泌、在男性體內刺激**男性荷爾蒙**分泌。
泌乳激素 Prolactin （PRL）	在女性體內刺激乳腺分泌母乳。
促腎上腺皮質刺激素 Adrenocorticotropic hormone （ACTH）	刺激**腎上腺**分泌壓力荷爾蒙。
促黑素細胞激素 Melanocyte-stimulating hormone （MSH）	刺激皮膚與頭髮，讓顏色加深。同時刺激食欲與性欲（sexual arousal）。
催產素 Oxytocin	刺激子宮的平滑肌、刺激母乳生產。
抗利尿激素 Antidiuretic hormone （ADH）	刺激尿液量減少、排汗量減少，用以保水。收縮血管壁，以提高血壓。

由於下視丘—腦垂體—內分泌軸線反饋時，下視丘會回頭影響神經系統，而它進入神經系統的第一站就是掌情緒的邊緣腦，所以當我們的壓力荷爾蒙、甲狀腺、性荷爾蒙失衡時，都會出現許多情緒反應。不只如此，現在許多新研究發現，這些荷爾蒙不單是荷爾蒙，它們不但能在一般細胞間傳遞訊息，它們同時也兼扮神經傳導素的角色，會在神經細胞間傳遞訊息。如果荷爾蒙一下太多一下太少，神經傳導素跟著失衡，情緒當然跟著上上下下（見圖5）。

　　所以，當這些腺體進入枯竭狀態時，人也都會出現不同的情緒症狀。如果失衡的是下視丘—腦垂體—腎上腺軸線，那腎上腺太亢進時，就會讓人不管在什麼情境下，都覺得自己在被老虎追，焦慮不已，形成焦慮症（anxiety）。當腎上腺機能減退時，壓力荷爾蒙不足，抗壓能力不夠，則不管是在什麼情境下，都覺得逃不出老虎的手掌心，一切都沒有希望，形成憂鬱症（depression）。如果處於混合階段，一下亢進一下機能減退，那麼

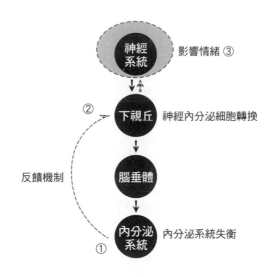

圖5：反饋機制讓失衡的內分泌系統回頭影響情緒

人就會一下焦慮、一下又憂鬱，那時可能就會被判定為躁鬱症（bipolar disorder）。

　　壓力荷爾蒙本是跟著生理時鐘走的，它的分泌量在夜間睡覺時，應該是很低的。但如果腎上腺出問題，它的分泌時間常會亂掉，反而在睡覺時出現高升的現象。那這個人要不就是睡眠很淺，動不動就醒，醒了就睡不著。或者，他會很多夢，而且常有惡夢。這個人也可能有夢遊的症狀，甚至可能在夢遊時出現暴力，打牆壁、大吼罵人等行為。

　　如果失衡的是下視丘—腦垂體—生殖腺軸線，那青少年期、更年期、月經來潮、懷孕等這些荷爾蒙變化大的時期，我們的情緒波動就會變得很可怕。如果失衡的是下視丘—腦垂體—甲狀腺，那當它亢進時，我們常會覺得過度樂觀，好像什麼事都不會有問題，會容易冒不該冒的險，例如參與風險過高的投資。由於甲狀腺亢進時，新陳代謝是加速的狀態，這時人就會像個急驚風一樣，做什麼都很急。當甲狀腺功能低下時，整個人就跟著新陳代謝慢下來，覺得世界無望，很容易出現憂鬱症。

　　血糖震盪不僅會影響腎上腺，它也同時會傷到胰臟。有些人在這些震盪中，胰臟傷得比腎上腺深，也有些人腎上腺傷得比胰臟深。就如前面所說，由於下視丘—腦垂體這個軸線跟整個內分泌系統是相連的，而內分泌靠反饋可以影響情緒，因此胰臟和腎上腺這些內分泌成員中不同程度的傷，便會引起以下的腺體與情緒症狀：

1. 胰臟傷得較深：

　　當胰臟傷得比腎上腺深時，血糖會整個往上移動。當我們的血糖在平衡線以上時，身體就會儲存脂肪，所以這種人很容易胖。因為血糖已升過正常值，也會有高血糖的症狀。由於這樣的人，壓力荷爾蒙常是氾濫的，因此他們多半脾氣比較大、防衛心比較強、沒耐性、急躁。且由於腎上腺

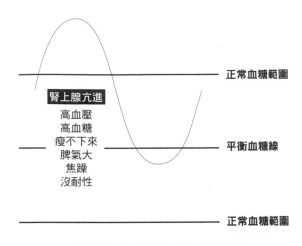

內的文字：

正常血糖範圍

腎上腺亢進
高血壓
高血糖
瘦不下來
脾氣大
焦躁
沒耐性

平衡血糖線

正常血糖範圍

圖6：腎上腺亢進可能經歷的生理與心理症狀

能以反饋機制影響腦垂體中的抗利尿激素，所以他們的血壓也常比較高（見圖6）。

2. 腎上腺傷得較深：

當腎上腺傷得比胰臟深時，血糖是整個往下移動的。當我們的血糖在平衡線以下時，身體會燃燒脂肪，所以這樣的人很容易怎麼吃都胖不了。又由於血糖常已掉過正常值，所以會出現低血糖的症狀。這類人，壓力荷爾蒙常是不足的，因此他們多數有脾氣也發不出來，常常覺得做什麼都沒勁，會比較悲觀、憂鬱。這樣的人，通常血壓也會比較低（見圖7）。

有這類症狀的人常常很容易被醫界忽略，因為他們的血糖、血壓都不超標，因此不容易覺得自己失衡。他們反而比較有可能因為情緒、行為問題求助於心理領域的健康從業人員，但是，由於精神、心理領域沒有習慣觀察檢測病人的生理狀態，所以當他們生理問題爆發時，都已經很嚴重了。

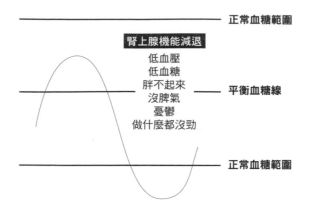

圖7：腎上腺受傷可能經歷的生理與心理症狀

酸度太高的血液會傷害神經

人體三大營養元素蛋白質、油脂、碳水化合物在體內分解後，都會代謝出讓血液變酸的物質，我們稱做酸載量（daily acid load）。但人體血液的正常酸鹼值是近中性的，所以，為了要中和酸載量，體內設有緩衝機制。既然有緩衝機制，那表示只要給身體足夠的時間，它就能處理這些物質，因此體內酸鹼持平的關鍵就在三大營養元素的分解速度上。

三大營養元素中，屬碳水化合物的分解最快，尤其是那些加工過的碳水化合物，如麵包、麵條、蛋糕等。所以，它們如果不跟著蛋白質和油脂一起攝取，分解成糖的速度就會快得讓身體無法緩衝。酸載量不易緩衝，血液就呈酸性[1]。如果血液變酸持續過久，酸血就會腐蝕血管壁。血管壁受

註1：血液酸鹼可由唾液酸鹼測紙（litmus strips）測出。正常的血液 pH 值是 7.35 － 7.45 之間，而正常的唾液 pH 是 6.2 － 7.4，我覺得這個範圍有點大，我通常喜歡唾液 pH 在 6.8 － 7.4 左右。如果你的唾液 pH 已經進入 5 的範圍，那你就要很認真地考慮調整飲食了，因為酸性體質很容易引發癌症。使用唾液測試時，把它放進嘴裡用唾液弄濕後，一拿出來就要馬上比對盒子上的顏色，否則測試的顏色很快就會有變化。

傷時，微血管末梢會傷得最重。微血管受傷過度，氧氣、養分和能量都無法送達，靠它滋養的神經末梢就會開始壞死。這就是糖尿病患者容易出現神經末梢壞死症狀的原因。血糖控制成果不佳的糖尿病患者，微血管最多的地方如手指、腳趾等可能先會發麻，最後壞死被截肢；眼睛一開始會出現視力問題，最後可能會盲。除此之外，其他所有神經無論大小，只要血流可以到達之處，都有可能因酸血傷害血液輸送機制而損害神經。

在美國著名糖尿病醫師伯恩斯坦（Dr. Richard Bernsetin）所著的《伯恩斯坦醫生的糖尿病解決方案》（*Dr. Bernstein's Diabetes Solution*）中，就曾提到血糖與神經之間的關係，他建議糖尿病患者應定期做神經檢測，特別是迷走神經（vagus nerve）的功能檢測（此檢測名 R-R Interval Study），用以監控自己的血糖是否控制得當。稱此神經為迷走神經，是因為它好似漫無目的地遊走一般，從大腦出來後，路經脖子，到處逛到每一個器官中（除了腎上腺），不只如此，它還逛進很多肌肉組織中，如掌控吞嚥的肌肉、掌控發聲的肌肉。因此，當它受傷時，病患常出現聲音沙啞、吞嚥困難、喝水很容易嗆到、失去作嘔反射（gag reflex）等症狀。

迷走神經是副交感神經（parasympathetic）系統中的一員，副交感神經執掌一切跟放鬆相關的事情，它一啟動，就會讓血壓降低、心跳減速、血糖下降、肌肉放鬆、消化開啟。副交感神經是為了制衡交感神經而存在的，交感神經執掌一切跟緊張有關的事，它只要一啟動，血壓、血糖就會上升，心跳加速、肌肉緊繃、消化關閉。這兩個神經系統，最終都與掌情緒的腦部相連，因為我們的情緒可以告訴我們，現在是該放鬆、還是該緊張？

迷走神經的破壞，很可能是妥瑞氏症候群（Tourette Syndrome）的病根。此病最為人所知的就是美國的一部電影《叫我第一名》（*Front of the Class*）中所描述的教師，他會不自覺地抽動腦袋，發出聲響，甚至罵髒

話。現在醫界任何有聲音、眼睛、肩部抽搐和痙攣的症狀，都併於此病下。主掌頸部活動與聲音的肌肉，剛好都是迷走神經逛到的地方。會出聲罵髒話，很可能是此神經與掌情緒的邊緣腦相連的結果，髒話通常是為了表達有壓力的情境，此類情緒是跟著交感神經一起被啟動的。如果副交感神經系統中的一員──迷走神經──因酸血受損無法制衡交感神經時，這種症狀就很可能會出現。無論如何，我們可以確定的是，既然血糖過高連迷走這樣的大型神經都能破壞，那表示其他與肌肉抽搐相關的疾病如帕金森氏症，也有可能經由以上的機制遭到破壞。

我認為要保護自己的血糖，到已經得糖尿病時就已經太晚了。被飲食震盪的血糖在胰臟和腎上腺還沒有疲倦過度的情況下，都是發生在正常血糖範圍內，因此，除非你在吃完飯後測量飯後血糖，否則，一般人做健檢時，不太可能檢測得出平日血糖震盪的問題。

就是因為如此，不是只有得了糖尿病的人才可能有神經損害的問題，其實，只要血糖長期受震盪的人，都有可能發生永久性的神經損傷。神經，真是不好惹，若想要血糖不坐雲霄飛車，能給身體充份的緩衝時間不傷神經，唯一的方法，就是餐餐均衡。

血糖不平衡維生素就流失

生理化學的轉換與合成都需要幫手，維生素就是幫手之一。當我們飲食不均，血糖長期震盪時，會有兩種維生素因大量流失而影響神經系統，一種是維生素 B，另一種是維生素 C。

1. 維生素 B：

維生素 B 在神經健康中占有重要的地位。神經傳導素的合成，需要維

生素 B 協助；維生素 B 同時也協助碳水化合物的代謝，在碳水化合物轉換成糖時，它一定要隨侍在側。

當我們血糖整日不停震盪時，問題就來了。身體工作的優先處理選項，一定是先代謝血糖，之後才是合成神經傳導素，因為血糖過高或過低都會威脅生存。所以，當我們大量攝取碳水化合物時，維生素 B 便在糖的轉換過程中大量流失。維生素 B 不足，神經傳導素的合成就出問題，各種神經疾病就跟著出籠。這就是為什麼，不管是哪一種心理、神經或精神疾病，無論他們的症狀有多麼不同，這些病患都有一個共同點，就是他們的維生素 B 都極度匱乏。

維生素 B 匱乏的典型心理、精神症狀為：

無法表達感情、想不起事情、思想混亂、注意力無法集中、厭食症（anorexia）、情緒不穩、過度恐懼、憂鬱、焦慮緊張。

2. 維生素 C：

維生素 C 是生物體中最重要的抗氧化物質，高等動物，幾乎無一不能沒有它。多數動物的維生素 C 合成發生在肝或腎。科學家認為，在人類的進化歷史中，由於基因突變，使得人類失去了將碳水化合物轉成維生素 C 的能力，結果就是我們無法自行合成這個重要的元素，只得轉而依賴食物中的維生素 C。除了人類外，動物界只有水果蝙蝠、天竺鼠，以及白眉林鴝的雀形鳥類無法製造維生素 C。天竺鼠如果兩週攝取不到維生素 C，就會死亡。

由於我們自己無法製造維生素 C，那麼它在體內就變成了一種很有限的資源。維生素 C 對提升人體免疫力的功用，幾乎人人皆知，但卻很少人知道，它同時也是各類神經傳導素在轉換時的重要輔酵素（輔酶，co-enzyme），中樞神經系統中的維生素 C 含量會那麼高就是這個原因。維生

素 C 跟血糖的關係，是在壓力荷爾蒙的生成中出現交集的。壓力荷爾蒙合成轉換剛好靠的也是維生素 C，如果壓力荷爾蒙不停在血糖掉下來時被釋放，它的製造量就要增加，維生素 C 的流失就會變得非常快速。跟前述的維生素 B 問題一樣，壓力荷爾蒙管的是生存，它的合成轉換優先於其他的神經傳導素，所以它一流失，其他的神經傳導素就排不上隊去使用維生素 C 了。

　　壞血病的症狀是檢查維生素 C 是否缺乏最好的指標。一般人想到壞血症時，都是想到一個會讓人死亡的嚴重病症。其實壞血病是進階的，所以當症狀單獨出現時，就算症狀並不嚴重，也可能代表維生素 C 過度流失。壞血症的症狀有：

　　疲倦、皮膚上出現一點點紅點、牙齦浮腫、牙齦出血、臉色蒼白、憂鬱、牙齒搖動脫落、黃疸、高燒、神經失調。

　　維生素 C 與神經系統的合作非常密切，因此它跟維生素 B 一樣，幾乎所有有神經、心理疾病的人，都有維生素 C 匱乏的問題。如果我們希望維生素 B 和 C 不過度流失，最好的方法就是在吃會化成糖的食物時，同時搭配油脂與蛋白質。

該怎麼做

　　三大營養元素同時攝取時，血糖容易平衡，能量供給與內分泌、維生素問題就能被連根拔起。

1. 分辨優質碳水化合物：

　　其實很少人吃東西時，是故意要不均衡的，我們的飲食會變得不均衡，多數是因為我們常常弄不清楚什麼食物是高糖的，又被專家嚇得這個

不敢吃、那個不敢吃，這樣飲食一失衡，血糖就被弄壞了。

　　我們弄不清什麼食物是高糖的，多是因為對碳水化合物的錯誤認識。碳水化合物是由糖串成的，它代表了所有植物類食物，或由植物產出的食物，如蜂蜜。我們的身體是需要碳水化合物的，但是，在長久的進化過程中，身體最認得的是那些沒有加工過的碳水化合物。如麥是植物，所以它是碳水化合物，但當麥子磨成粉變成麵粉時，它雖然還是被歸類於碳水化合物，可是這樣的食物已經過加工，不是身體原本認得的樣子了（見圖 8）。

　　沒有加工過的碳水化合物，保留了植物中美好的纖維和營養元素，而加工過的碳水化合物卻常已流失重要的纖維和營養元素，常常都只剩下糖而已。因此，大葉蔬菜這類植物可說是「原形碳水化合物」，而麵包這類植物加工後的食物則是「加工碳水化合物」（見表 2）。

　　一個早中晚三餐都有吃大葉蔬菜的人，跟一個早中晚三餐都吃麵包、米麵的人，從字面上看，他們雖然吃的都是碳水化合物，但這些碳水化合物卻有根本的營養差異。因為大葉蔬菜含有豐富的維生素、礦物質和膳食纖維，但麵粉裡所剩的營養卻少得可憐。所以美國政府還必須要求加工廠商把人工營養元素加回去，他們稱這個過程為加強（fortified）。但是，如果食物本身已營養豐富，何需再加強？

　　另外一個現代人過度攝取糖分的原因，是我們以為碳水化合物＝澱粉。澱粉其實只是碳水化合物的其中一種，它是多醣（polysaccharide）串起來的，也就是它包含了很多很多單醣。澱粉是植物拿來儲存能量用的，大部分植物的能量來源就是醣。因此，根莖類、豆類植物中所含的澱粉量比葉菜類來得高，因為根莖類和豆類都是植物要發芽前的儲藏室，它們必須保存很多澱粉，才能提供植物發芽時所需的能量。而大葉蔬菜是已經長出來的植物，它們不需要儲存太多能量，因此澱粉量少很多。所以我們製作任何加工「粉」類，沒有人會從大葉蔬菜裡去提取，都是從澱粉含量高

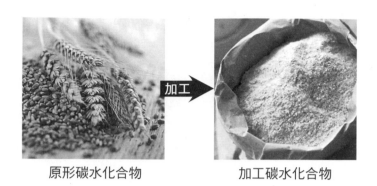

原形碳水化合物　　　　　　　　　加工碳水化合物

圖8：同樣都是碳水化合物，但加工過程卻改變了它們的營養成分

表2：原形與加工碳水化合物

原形碳水化合物	加工碳水化合物	原形碳水化合物	加工碳水化合物
玉米	爆米花	黃豆	豆漿
小麥	白麵粉或全麥麵粉、麵包、麵、全麥麵包、全麥麵條	燕麥	市售壓扁的燕麥
糙米	白米	五穀	五穀粉
地瓜	地瓜圓	高粱	高粱饅頭、高粱餅乾
芋頭	芋圓	蕎麥	蕎麥麵、蕎麥麵包

的植物裡去取。如麥子磨成麵粉、米磨成米粉、玉米可磨成玉米粉、地瓜可做出地瓜粉、馬鈴薯可以取出馬鈴薯粉。然而，澱粉類也有原形和加工兩種。地瓜、芋頭、小麥的澱粉是原形澱粉，而地瓜圓、芋圓、麵包、米粉的澱粉是加工澱粉。我們不分清楚它們之間的關係，常吃了高量澱粉食物，還不知道自己的糖分攝取其實已經過量了。

我們就以大家最常吃的所謂健康食品——燕麥、全麥土司、五穀粉——為例。表3是這些食品於行政院食品藥物管理局台灣地區食品營養成分資料庫中所列的營養成分：

表3：行政院食品藥物管理局台灣地區食品營養成分資料庫列表

品名	全麥土司	燕麥	綜合穀類粉
熱量（kcal）	290	410	414
水分（g）	33.5	9.4	3
粗蛋白（g）	10.4	10.3	12
粗脂肪（g）	6.4	10.3	7.3
碳水化合物（g）	48.1	68.7	75.9
粗纖維（g）	0.6	1.7	1.7
膳食纖維（g）	3.2	12	5.3

碳水化合物＝澱粉＋纖維。纖維無法被人類消化，因此要知道某一食物裡三大營養素會消化成糖的部分，就是以碳水化合物＋粗蛋白＋粗脂肪為分母，碳水化合物減纖維為分子，所占的百分比。

所以，全麥土司會化成糖的部分即是：

$48.1 - 0.6 - 3.2 / 10.4 + 6.4 + 48.1 \times 100\% = 44.3 / 64.9 \times 100\% = 68.2\%$。

同理去推，燕麥有六一‧六％化成糖、五穀粉的綜合穀類粉有七二‧四％全部化成糖。如果我們單獨吃這些食物，又不均衡攝取油脂和蛋白質，血糖就注定要震盪。

壓力反應是什麼樣子？該怎麼辦？

　　有時，我們會突然覺得身體很不舒服，如心悸很難過、頭突然很暈，全身冒冷汗、夜裡盜汗等。或是該講話時講不出話來，吞吞吐吐或消化突然不順暢，明明吃的很均衡，卻出現胃食道逆流。常常，這些都是身體的壓力反應，這些壓力反應有可能是飲食不均衡造成血糖震盪引出來的，也有可能是生活壓力造成的，如工作緊張、人際關係緊繃等。所以，心悸其實是壓力荷爾蒙讓心跳加速的結果，而頭暈則是血壓高升造成的。想講話卻講不出來，是因為壓力荷爾蒙讓肌肉收縮，使得氣管不順，結果話好像卡在喉嚨一樣。而我們會突然胃食道逆流，常是因為壓力荷爾蒙把消化系統關閉，胃酸出不來造成的。

　　如果你必須立刻修正壓力反應，讓自己能馬上講話順暢，那麼你要做的是原地小跑步，讓身體動一動。如果你有心悸或頭暈，可以含一、兩粒粗鹽在舌尖，等鹽溶解後喝一杯水。如果你知道近來壓力很大，所以消化不順，那麼在吃飯時，就要比平常咀嚼的量多一倍。如果你平時一口咬十五下，現在記得咬三十下。如果你會冒汗或全身盜汗，那麼你要在下一餐的食物組合裡，特別注意蛋白質和油脂攝取充足，不讓血糖上下震盪。

　　這些都是暫時減緩壓力反應的措施，要讓壓力反應不在生活中主導我們的感覺，那麼我們要做的就是讓飲食均衡去平穩血糖，或者是，我們要尋找可以減緩生活壓力來源的方法。

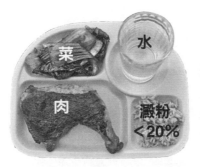

水果一天一次

料理時使用的油及食材本身的油脂都含在油脂攝取比例內。

圖9：均衡飲食的食物比例

2. 三大營養元素同時等量攝取：

那到底什麼才叫均衡飲食呢？均衡飲食就是蛋白質、油脂、碳水化合物同時等量攝取。但是，由於澱粉的糖分很高，它化成糖的速度也很快，因此，對它的攝取要很小心。對多數澱粉量高的食物，不管它是不是原形的，在每一餐中要將它保持在二〇％以下。地瓜、豆類、芋頭、玉米、馬鈴薯等這類高澱粉食材，都要算成是澱粉類食物（見圖9）。因此，如果一餐裡已經有地瓜了，就不要再下麵條。如果這餐裡已經有糙米了，就不要再配芋頭。一餐中，盡量保持只有一種澱粉類食物，以求不過量。由於水果很甜，它化成糖的量和速度都很大，因此吃水果時一定要隨有油、有肉的餐一起吃，而且要適量。

3. 攝取原形食物：

想知道哪些食物是食物的原形，哪些又是加工的，就看它是不是最接近它原來在地表生長時的樣子。它愈接近原本的樣子，就愈原形，它愈不像原本的樣子，就愈加工。原形食物裡的營養成分都是大自然配好了一起來的，當然營養均衡不流失。

酮體太高不是會中毒嗎？

酮體是身體的備用能量，因此它多半是在會化成糖的碳水化合物少到一個程度後，才會出現。如果一個人的飲食中，碳水化合物多保持在四〇％左右，而澱粉含量不超過二〇％，這樣在餐與餐之間血糖是平穩地往下掉，當它掉過血糖平衡線時，肚子就會開始咕咕叫，那他的身體就會燒紙（糖）也會燒柴（油）做為能量，當肚子一開始咕咕叫，身體就開始取油轉成備用能量。這個正常的轉換會讓酮體在血液中上升，此過程稱為酮效應（ketosis）[2]，它能讓人的身材維持苗條，還能即時提供備用能量給神經使用。

酮效應可以讓人雖餓，卻不難過，保持人的頭腦清醒、精神振作。但是，一個胰臟已被高糖飲食燒完了的第二型糖尿病患，或是原本就沒有分泌胰島素能力的第一型糖尿病患，由於沒有胰島素作用讓血糖進入細胞，無法轉換糖做為能量，這時，身體就必須完全依賴蛋白質和油脂做為能量。這樣的病患通常不只會流失脂肪，而且會同時流失肌肉，因此開始暴瘦。雖然這時病患也吃碳水化合物，但由於身體沒有辦法利用糖，為了補充能量，所以體內脂肪和蛋白質的代謝就變得很快。糖尿病患油脂代謝為酮體的上升速度特別快，身體緩衝不了讓血液變成酸血，於是形成酮酸中毒，醫界稱之為酮酸血症（ketoacidosis）。

就是因為酮效應對神經的保健好處多多，美國現在癲癇標準治療方式，便是生酮飲食（ketogenic diet）。生酮飲食就是減少碳水化合物的

註2：一般台灣將 ketosis 翻成酮症、酮病，或酮酸血症，其實這是錯誤的翻譯，因為 ketosis 是體內的正常過程，它並非疾病。

攝取量，增加油脂的飲食，好讓病患的身體再次學會如何使用酮體這個寶貴的備用能量，減少身體處理碳水化合物所帶來的負荷，如血糖、內分泌的震盪，還有維生素的流失等。

　　所以我們可以看得出來，同樣是酮體，但因為量的不同，形成了不同的結果。其實，體內多數的生化運作都有同樣的特質。糖代謝出來的二氧化碳適量時，身體能用以擴張血管，但血中的二氧化碳太多時，卻會讓血液變酸，腐蝕血管壁。

　　太少尿酸，血液的抗氧化物質不足，太多尿酸，容易在關節結晶形成痛風；血糖太高，人容易太亢奮，血糖太低，人容易沒精神；酮體不足，備用能量不夠，酮體太多，血會變酸而中毒。真所謂中庸才是正道，不多不少剛剛好，平衡才是我們所追求的。而身體的平衡，不可能源自於偏頗的飲食；體內的平衡，只能靠均衡的飲食。

3 營養不均衡是神經組織的殺手

　　人類是雜食動物，雜食動物的幸福是我們什麼都能吃，而困境則是我們「什麼都必須吃」。當我們吃東西喜歡不吃這個又不吃那個時，常造成營養不均。但我們的整個生化系統都是靠營養元素為原料去運作的，營養不均衡時，運作就會出問題，這包括了神經系統在內。

蛋白質不足神經傳導素和酵素就會不足

　　除了氣體式神經傳導素如一氧化氮（nitric oxide）外，多數的神經傳導素是以蛋白質最小的單位——胺基酸——為原料。胺基酸在植物性與動物性蛋白質裡，有著天南地北的差別。

　　人類自己無法合成，一定要從食物中取得的胺基酸，我們稱必須胺基酸。那些包含了所有必須胺基酸的蛋白質，我們稱全面蛋白質。植物性胺基酸屬非全面蛋白質，也就是在單一植物性蛋白質中，人類無法取得我們需要的所有胺基酸。動物性胺基酸才屬全面性蛋白質，也就是說，我們吃的每一口肉，都提供了人所有需要的胺基酸。如果我們只吃植物性蛋白質，又不了解該如何搭配才能取得全面胺基酸時，就很容易引起疾病。

　　神經傳導素不只是靠胺基酸去合成，很多神經傳導素還是靠胺基酸去轉換的，所以，少一種胺基酸不代表它只影響到一種神經傳導素的合成，它通常影響的是一整串神經傳導素的轉換和運作。

我們以廣為人知的抗憂鬱神經傳導素血清素為例。如果我們往上走，血清素的前身是色胺酸，色胺酸就是一種我們必須從食物中才能攝取得到的胺基酸。如果往下走，就會在血清素的下游找到褪黑激素（melatonin），褪黑激素是讓我們能輕易入睡的神經傳導素，它就是靠血清素轉換而成的。所以，如果缺了色胺酸，影響的就不只是單一一個神經傳導素，而是影響到這整個轉換過程中的每一種神經傳導素。這更說明了，攝取全面胺基酸的重要性（見圖10）。

　　植物性蛋白質中有最全面胺基酸的是黃豆，但由於很多種它所包含的胺基酸量並不充足，因此也無法算是全面胺基酸。黃豆除外的其他的豆類，不但胺基酸種類不全面，而且蛋白質總量也少得可憐。多數的豆類蛋白質含量只有五至一〇％，跟牛肉的二八％和鮭魚的二〇％比較起來，有著天壤之別。所以素食者選擇食物時，一定要注意搭配好胺基酸，否則很容易吃出憂鬱症等心理問題。

　　如果我們的蛋白質攝取量不足，在生化運作中扮演極重要角色的酵素，也會大大受影響。多數人會誤以為酵素只存在蔬菜水果裡，其實所有

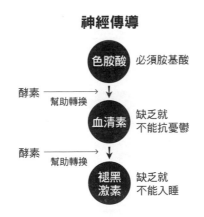

圖10：神經傳導素的轉換，每一步都需要以蛋白質為本的酵素

的酵素都是蛋白質。它們的作用是加速人體進行生理化學的過程，讓所需的能量減少。如果沒有酵素，一個原本只需要幾秒的過程，可能要等上個幾天才能完成。酵素常常需要跟輔助因素（cofactor）合作，才能完成它們的工作。輔助因素通常包括了維生素或礦物質，所以維生素也常被稱為輔酵素（輔酶）。

神經運作和其他的體內運作一樣，它們也需要大量的酵素。不管是能量轉換或神經傳導素的轉換，幾乎每一步都需要酵素才能完成。因此可以說，如果蛋白質攝取量不足，神經系統的運作就會像影片以慢動作播放一樣，整個慢了下來。

缺乏油脂神經組織一定缺原料

我們的神經要相互合作，或與腺體、肌肉合作，除靠神經傳導素外，也要靠電流傳導（electric excitability）。要順利導電，電線就必須要有適當的絕緣體，也就是它的外皮。沒有這層外皮，電線裡的電會亂竄，導電速度會出問題，電流的流量也會不穩，電器就有可能會出問題。

我們的神經上也有一層同樣作用的外皮，醫界稱它做髓鞘[3]（myelin sheath）。髓鞘的組成成分三〇％是蛋白質，七〇％是油脂、膽固醇。就是因為它有大量的油脂，所以外觀才會是白色的，蘊藏著豐富髓鞘的大腦和骨髓也都是白色的。現代人的飲食都很怕吃油，食材用水煮、湯裡的油也撇得乾乾淨淨。這麼一來，神經中這麼重要的一個組織結構，原料就開始不足了。髓鞘生病時，神經傳遞速度變慢，就會像電腦速度變慢出現停

註3：髓鞘就是髓磷脂，在賴宇凡著作《要瘦就瘦，要健康就健康——把飲食金字塔倒過來吃就對了！》一書中用的是髓磷脂。

格時一樣。如果這個停格的情況發生在腦部傳達指令給肌肉時，那肌肉就會出問題。如果這個停格出現在感官傳送資訊給腦部時，那腦子可能就會做出奇怪的決定，讓行為很怪異。如果它發生的地點在記憶的讀取，那這個人就可能會什麼都想不起來。

　　缺乏油脂和蛋白質，在神經結構中除了髓鞘會受影響外，神經的細胞膜也會受影響。人體的細胞膜是由蛋白質和油脂、膽固醇製成的，所以油脂的攝取會左右細胞膜的形成。可是，我們現在不是不吃油，就是吃錯油。不吃油無疑會導致細胞膜原料的匱乏，而吃錯油，則會影響細胞膜的品質。

　　細胞膜的品質決定了養分是否進得去、廢物是否出得來。不只如此，在神經細胞中，細胞膜更決定了神經是否能順利導電。

　　神經電流傳導靠的是電解質，而電解質就是帶著正負電的礦物質。我們體內所有的電流都是靠電解質帶著正負電移動，才產生的。而細胞膜的品質，會大大影響它的電解質滲透性（permeability of electrolyte），電解質如果進不去又出不來，人體要傳導電流就沒有希望。

　　神經細胞膜的健康不但會影響電解質的進出，它也會影響神經傳導素的接收器，接收器就像細胞的耳朵，可以聽到荷爾蒙和神經傳導素要傳達的訊息。神經傳導素與荷爾蒙只有在這些接收器能接收訊息時時才能發揮作用。所以一旦接收器出問題，就像重聽會聽不到一樣，神經和內分泌系統就會同時一起大亂。

該怎麼做

　　現在我們吃東西喜歡把東西亂拆解，像吃雞肉、豬腳時，把皮全部剝掉，或是覺得那個東西是營養的，就集中單獨一直吃。比如像現代人怕缺

鈣，知道菠菜含鈣量豐富，就不停吃菠菜或是吞鈣片，這樣不全面地攝取營養，常常會引起營養失衡。

營養元素中，有很複雜的愛恨情仇關係，有時一個多了，另一個就少了，稱之為對抗關係（antagonistic）。如礦物質中鈣和鎂，它們之間的關係，就是一個多了，另一個就少了。營養元素之間也有合作關係（synergistic），要一個夠多，另一個才可以被吸收。就像檸檬皮內的白膜裡含有類生物黃鹼素（bioflavonoid），它能幫助吸收檸檬肉裡的維生素C。

食物中的營養元素之所以會有這種關係，是因為當初它們是搭配好一起來的。就好像，皮裡的油脂能幫助蛋白質的吸收，而肉裡的蛋白質則能幫助油脂吸收一樣。大自然對我們身體與整個食物鏈的設計是天衣無縫的，把它所生產的食物亂拆解，就好像把一件名設計師設計得完美無缺的衣服，撕剪得亂七八糟一樣。

在我們把大自然設計好食物亂撕剪的過程中，卻正好選中了神經最需要的兩種原料來挑剔，那就是蛋白質和油脂。大家害怕油，所以連帶油的肉也受牽連，可是，蛋白質和油脂這兩樣卻是神經髓鞘裡最主要的原料。髓鞘是確保神經傳導電流速度的重要物質，它的原料如果品質不高或不足，神經傳導速度就要大打折扣。如果我們攝取蛋白質和油脂時，總是不尊重大自然的設計，擅自把它們分離拆解，對它們兩方的吸收就會各有不足。

所以，為了避免營養不足或造成營養失衡，我們在吃東西時，真的不該偏心。只要食物是原形，我們各個都要愛，因為它們都是大自然賜予的禮物。我們的老祖宗不容易營養不均衡最主要的原因就是他們什麼都吃，以往人類的食物種類多達四千樣，現代飲食的種類頂多四百樣。因此，想要攝取到全面的營養，最好的方法就是跟著大自然的韻律，隨著季節的變化，嘗試不同的食物。雞鴨牛羊魚貝類海鮮、各式蔬果輪著享用。

4 水分不足神經系統運作就失靈

生命源自於水，地球上的動物都是從水裡演化而來的，因此，水在各項營養元素中，占了身體組織的最大部分，多達五五％至六○％，生化運作沒有了水，就不可能完成。在神經系統中，水會影響電流和循環的生成，不但這樣，水還會影響神經傳導素的動向。

人體電流傳導靠的是充足的水分

人體各處都充滿了水，它存在於細胞內，也存在於血管內，在細胞和血管中間也有水，我稱它自由水（interstitial fluid），因為它能被血管與細胞自由調度。這細胞裡和細胞外的水，對神經細胞來說，都很重要，因為它們決定了電流傳導是否順暢。

就如前面所說（參見 61 頁），我們體內電流的產生是靠帶著正負電的電解質，移動進出細胞膜，產生動作電位（action potential）而形成的。電解質進出細胞膜多是靠擴散，也就是從電解質多的地方移動到電解質少的地方，讓它們能順利擴散的媒介，就是水。沒有水，電解質哪裡都去不了（見圖11）。

電解質不動，電流就無法生成。沒有電流，資訊便無法傳導。可以說，沒有水，神經系統的訊息傳遞和接收都要出問題。神經系統是藉著下視丘—腦垂體軸線與內分泌系統溝通，現在沒有水，就好像它們之間的電

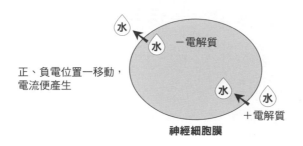

圖11：電解質靠水為媒介，進出神經細胞，產生「動作電位」，生成電流。

話不通了一樣。

　　例如，人脫水，血流經腎臟，腎臟發現我們脫水，它以荷爾蒙散發出體內脫水的訊息。內分泌系統經反饋機制，把訊息送回下視丘，下視丘本應跟神經系統打電話，告訴它我們脫水，好讓神經系統讓我們出現口渴的感覺，提醒我們去補水。但是，當我們脫水嚴重時，沒有水為媒介，電流生成出問題，下視丘跟神經系統這通電話打不通，神經系統就察覺不到我們已經脫水了，造成人愈脫水，就愈失去口渴警訊的情況（見圖12）。水是神經電流生成的重要媒介，因此人愈脫水，就愈沒有口渴的警訊，當然其他的神經傳導也是如此，只要一脫水，傳導就都會出問題。

缺水大腦神經無法排毒

　　任何體內的組織都是活的，活的東西，少不了吃喝拉撒，神經也不例外。神經的吃和拉是由兩個系統支持的，那就是腦脊液（cerebrospinal fluid）和血液，這兩個循環同時輸送養分，再把廢物帶走。

　　腦脊液的外觀與淋巴相似，它緊緊環抱著中樞神經系統，除了能滋養神經細胞外，也能有效移除神經代謝後的廢物，確保神經所處環境乾淨無

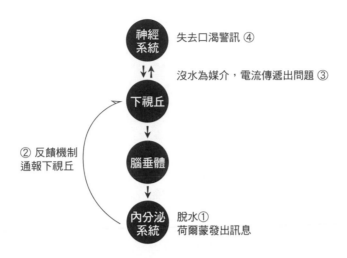

神經系統　失去口渴警訊 ④

沒水為媒介，電流傳遞出問題 ③

下視丘

② 反饋機制
通報下視丘

腦垂體

內分泌系統　脫水①
荷爾蒙發出訊息

圖12：水是神經電流生成的重要媒介，因此人愈脫水，就愈沒有口渴的警訊

毒，有利最佳運作。腦脊液還有另一個功能，便是它所處的位置，能幫助減緩撞擊時對神經的衝擊。腦脊液裡有九九％是水，它的存在可以讓大腦浮在頭骨內，要不然我們重重的大腦坐在腦骨內，光它的重量就可以壓傷神經（見圖13）。

　　腦脊液跟淋巴一樣，沒有像心臟那樣的幫浦去推動它，它的移動是由腦部大型血管的脈動協助的。除此之外，腦脊液的製造與排出，也能間接促使它移動。腦脊液製造和排出的速度如果沒有配合好，就會造成腦脊液的壓力太大或太小，它們都可能直接影響到它環抱的神經系統，這就是為什麼脫水的人那麼容易引起偏頭痛。如果腦脊液排除不及，廢物不能及時清出，神經就會立刻受到毒害。人的神經只要一泡在毒裡，就好像喝醉酒時一樣，反應就遲緩或出現偏差，像很容易摔倒、很難平衡等。

　　體內只要跟循環相關的事，都一定跟水脫離不了關係。腦脊液跟血液一樣幾乎全是水做的，沒有水，腦脊液的製造和排出一定會有所阻礙，影

響整個循環。腦脊液的推動既然是由腦部大型血管的脈動協助，當然也深受血液循環系統的影響，而血液要順暢循環，還是一樣要靠水。血水血水，血裡有九一‧四％是水，因此人體只要一脫水，血容量馬上就受影響。血水承載氧氣進入大腦，一缺水，就缺血，腦子就缺氧，所以我們一脫水就會頭痛。如果喝太多咖啡、茶、酒精這類的脫水飲料，卻不補水，就會引起頭痛。有過宿醉經驗的人，一定知道一早起來頭痛欲裂的感覺，這些，都是脫水引起的。

所以，水不夠時，最大的特徵就是動不了，消化動不了、排泄動不了、循環動不了，廢物就開始堆積，我們就會到處都痛。這些廢物是毒，待在體內出不去，不但會毒害身體，由於情緒也源自於體內，所以它也能毒害情緒。這就是為什麼循環不好的人容易猶豫不決、想這樣又不敢這樣、總是反反覆覆地猜疑自己或他人，行動力因此而被滯留。因此我常說，如果情緒問題是因為脫水而起的，只要把水補足了，它們就都能被修正，真可說是最廉價也最有效的心理治療。

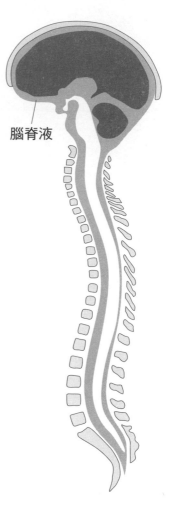

腦脊液

圖13：腦脊液

用腦過度、活動不足，長久也會影響神經系統

當我們花很多腦筋想事情時，腦部的供血量就必定要增加。這時候，最辛苦的是心臟，因為腦部是人體血液供給的最高點，心臟必須對抗地心引力，才能打得進去。不只如此，如果血液不夠，身體還必須從他處調度，原本該進臟器深層的血液，就被調走了。所以，如果你的工作總是用腦過度，又一整日都坐辦公桌，那你的血液循環很難順暢，一般血液循環不順所形成的症狀，就會愈來愈多。用腦其實是劇烈運動的一種，不能過度。運動中間都必須稍作休息，活動一下，讓血液可以進入其他器官的深層，滋養它們，同時排除廢物。小朋友要有習慣下課時到戶外走走，大人也要有習慣給自己下課。這樣才不會大腦愈來愈精明，身體其他各部位卻愈來愈鈍。身體其他地方一鈍，透過下視丘─腦垂體─內分泌軸線的反饋，最終還是要回頭來影響大腦的。

水是神經傳導素活動的媒介

我們的神經細胞其實並不相連，它們之間有一條鴻溝，我們稱它為神經間隙（synaptic cleft），這個鴻溝裡面的水分就是自由水。電流裡所承載的資訊，到達神經細胞的末端，神經傳導素就從突觸小泡（synaptic vesicle）中釋出。所以神經訊息要從一個神經細胞傳達到另一個神經細胞，靠的是神經傳導素。神經傳導素帶著資訊從一個神經細胞游到另一個神經細胞，把資訊放進接收器內，讓它繼續傳遞，這個過程靠的就是水。

且神經傳導素的工作結束後，依舊要靠鴻溝裡的水才能離開接收器。如果它不走，就會持續影響對岸的神經（見圖14）。

神經傳導素分成兩類，一種是激發性（excitatory），另一種是抑制性（inhibitory）。激發性的神經傳導素會引發電流，也可以說它們會讓神經興奮。抑制性的神經傳導素則會讓神經平靜。那麼，如果一個有激發性的神經傳導素一直待在骨骼肌肉的接收器內，肌肉就會不停收縮，導致抽筋。如果它是發生在腦子裡，就會引起癲癇。如果它影響的是情緒生成的邊緣腦，那情緒如果是生氣，就無法停止生氣；那情緒如果是興奮，就會過度興奮。

所以，神經傳導素要能好好工作，它就一定要有活動力，而它的活動力，就是來自於水。當它因脫水不能好好工作時，就不只會有生理症狀，也會出現心理、精神症狀。

輕微脫水時可能感到的生理和精神症狀有：

疲倦、嘴巴乾、尿量減少（嬰兒三小時尿布沒有濕、大孩子八小時沒

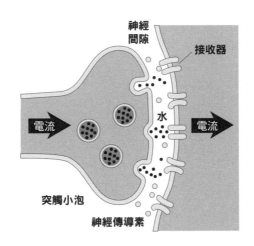

圖14：神經傳導素於神經間隙內的游走，靠的就是水

有尿尿）、哭時沒眼淚、皮膚乾燥、頭痛、便祕、頭暈、不耐煩、焦躁、憂鬱。

嚴重脫水症狀是：

小孩會很吵鬧、很睏；迷糊、不流汗、眼睛下陷、低血壓、心悸、精神混亂、昏迷、關節或肌肉疼痛、腸炎、胃食道逆流、胃潰瘍、偏頭痛、便祕、痛風。

該怎麼做

許多人會脫水，是因為他們把脫水飲料當水喝。

水就是水，別的飲料無法代替，因為其他飲料多多少少都有脫水的功能。含糖飲料會造成輕微脫水，咖啡因飲料會利尿，而酒精飲料則會把抗利尿激素關掉。抗利尿激素過多時我們的血壓會上升，但當它一旦過少則會失水過多。所以我們喝咖啡或茶時會跑廁所，喝酒或帶糖飲料時，多是愈喝愈渴。

就因為我們脫水時，神經傳導失靈，常會失去口渴的警訊。如此一來愈脫水，就反而愈不覺得渴，進入一個惡性循環。因此用口渴做標準判斷脫水與否並不準確，最準確的方法是以尿液的顏色判斷。我們體內的水足夠時，尿應該只有淡黃色或無色，尿很明顯變黃時，就已經輕微脫水了。當尿變成橘色的，就已經嚴重脫水了（見圖15）。

當我們剛開始多喝水時，由於沒有口渴的警訊，最好隨身帶個水瓶提醒自己多喝水，這樣每日才算得出自己到底喝進多少水。給自己設個量，最好能超過二〇〇〇 c.c. 或以體重（公斤）×33c.c.。

喝水量剛開始增加時，會出現兩個現象，就是不停跑廁所和愈喝愈渴。不停跑廁所是因為水量增加了，尿量就跟著增加。但是，由於肌肉收

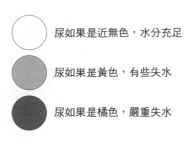

尿如果是近無色，水分充足

尿如果是黃色，有些失水

尿如果是橘色，嚴重失水

圖15：如何知道自己喝水不足？

縮力與水也有很大的關聯，因此，水補足久了以後，膀胱也會跟著變得比較強，就不用一直跑廁所了。水會愈喝愈渴的原因，是因為愈喝水，口渴的警訊就愈回來。當我們的口渴警訊回來後，就不用再算計自己的喝水量了，這時，我們就可以隨著活動量、氣溫等因素，自動以口渴警訊去調整喝水量，整天都不會忘記補水。

不要忘記，當我們的內分泌系統在調整時，由於它會影響到腦垂體的抗利尿激素，因此，有段時間可能比較容易水腫。但在這段時期間，還是不要忘記補水，可以改成小口小口補充，有助水分排除。

5　加工食品是神經系統的毒藥

現代飲食中有超過七五％的食物是加工食品，這些食物營養已經被剝光了，不但不能滋養我們的身心，還增添了許多亂七八糟的東西要勞煩身體排毒。就是因為如此，所以加工食品對體內的整體運作，都有很大的傷害，這其中，包括了神經系統。加工食品中亂七八糟的添加物對我們神經系統的軟、硬體都有傷害，它們不但會破壞神經的組織結構，而且，也會負面影響由它生成的感覺情緒。

加工食品中的加工手續可以分成兩大類，一種是在加工中把食物裡的好東西「拿出來」，另一種是在加工中把不好的東西「加進去」。

食品添加物多是神經毒素

現代加工食品中的添加物，添加項目之多，運用範圍之廣，常超乎我們的想像。

表4（見下頁）是由「台灣食品添加物使用範圍及限量」表中，所歸類出的種類與它的數量。

我們不應只是問，食品裡到底加了什麼，應該問的是，為什麼食品裡要添加這些東西？如果我們吃的食品很新鮮、很營養，又由於很營養所以色澤自然很豐富，那二十四種防腐劑、三一九種營養添加劑、三十七種著色劑、九〇種香料真的有必要嗎？

表4：台灣食品添加物的種類和數量

種類	數量	種類	數量
防腐劑	24種	香料	90種
殺菌劑	4種	調味劑	59種
抗氧化劑	26種	甜味劑	25種
漂白劑	9種	粘稠劑（糊料）	48種
保色劑	4種	結著劑	16種
膨脹劑	14種	食品工業用化學藥品	10種
品質改良用釀造用食品製造用劑	95種	類溶劑	7種
營養添加劑	319種	乳化劑	30種
著色劑	37種	其他	20種

　　這些添加劑有必要，是因為現代食物養殖、種植常有違自然運作，再加上加工手段愈來愈劇烈，食物品質就變得愈來愈貧瘠。貧瘠的食物沒有營養，沒有營養，食物就沒了它應有的天然美味。食物不好吃，誰買？所以，要讓大家買，就要讓大家以為這些品質低下的食物是好吃的。要讓人產生幻覺，就要從玩弄神經系統做起，因為神經系統裡的感覺情緒，就是為我們偵測外在環境的偵察兵、情報員。

　　像感官的感覺，如味覺、嗅覺，它們收集來的資訊，就是為了讓我們了解食物品質的高低。所以想讓人以為加工食品品質是高的、好吃的，第一要務就是把感覺這個偵察兵給射殺。但是，我們都知道身心一體不能分離，所以當感覺受累，無法分辨吃進的食物好壞，情緒也就跟著遭殃。這就是為什麼，小孩一吃了食品添加劑含量高的食物，不但味覺感官被混淆，連帶地情緒也會受影響，如過度興奮，過動不已，或是脾氣暴烈、難

以溝通，像變了個人似的。

　　加工食品業操縱我們的神經系統，早已行之有年，最有名的例子，要屬味精與阿斯巴甜。

　　一九〇八年，池田菊苗教授從日本人千年來用以增添料理風味的昆布中，成功分離並合成出其中提味的元素──麩胺酸鈉（monosodium glutamate），也就是我們所謂的味精。二次世界大戰時，美國士兵從他們的日本戰俘那兒嚐到了這個神奇的玩意，把它帶回美國本土，最後由政府主導推動，大型食品公司從此開始年年往食品裡倒入上噸的味精。到了一九七二年時已有二十六萬二千噸的味精被製造出來，當時連奶粉與嬰兒食品中也普遍添加味精。

　　味精最大的問題就在，麩胺酸（glutamate）是神經中重要的胺基酸，它屬於激發性的神經傳導素。當它的量剛剛好時，可以打開神經細胞中鈣幫浦的大門。通常，神經訊息傳導和肌肉收縮，都是靠鈣、鉀、鎂這些礦物質在運作的。鈣幫浦好像專為鈣設的大門一般，它一開，鈣就湧進細胞，刺激電流產生。當電流產生後，鈣必須被帶出細胞，以備下次傳導電流時使用。這個把鈣推出細胞的過程需要的是能量。可是如果麩胺酸過量了，鈣幫浦就像被卡住一樣，關不起來，鈣不停湧進來，電流就不停地產生。所以很多人一吃味精，後腦就會發麻。由於神經細胞要不停地把湧進來的鈣推出去，必須花費很多能量，這時，大腦這個需要大量能量的器官就會出現能量短缺的情況，有人就可能會有頭暈、頭痛等症狀。如果到最後能量愈來愈不足，依靠它運作的機制受損時，就可能造成老年失智症與帕金森氏症（參見 110 頁）。

　　過量的鈣在細胞內刺激酵素磷酯酶 C（phospholipase C），這個酵素可以分解細胞膜，細胞膜是油脂製造的，一分解，它其中花生四烯酸（archidonic acid）的量就上升，而花生四烯酸是體內發炎管道的領路者，

因此，長期攝取味精的人，也常會有發炎不止的情形。

　　而且在這整個過程中，許多自由基（free radicals）會產生，自由基很容易與其他分子產生反應，碰到誰誰就倒楣，因此，體內要以抗氧化物去抗衡。維生素 C 是大腦中首選的抗氧化物質，就像前面提過的，我們是世上唯一幾種無法自己合成維生素 C 的動物，必須依賴食物取得它。但是，想想，我們吃維生素 C 的速度，有可能比吃味精的速度快嗎？現代飲食中，並不是餐餐都吃得到維生素 C，但卻幾乎餐餐都吃得到味精。就是因為如此，幾乎所有有神經系統問題和情緒問題的人，都必定有維生素 C 匱乏的問題。常常，他們也都長期使用味精。

　　就是因為味精對人體有以上的破壞，它才會有神經毒素（neurotoxin）的稱號。而另外一個跟它一樣有名的神經毒素，便是代糖阿斯巴甜（aspartame，原名 aspartylphenylalanine-methyl-ester）。

　　阿斯巴甜是思爾公司（G.D. Searle）發展出來的物質。當初阿斯巴甜連續十六年被美國食品藥物管理局禁止使用於食品內，因為實驗結果發現，食用它的老鼠和猩猩都會形成腦部機能損害、腫瘤和癲癇，甚至死亡。當時食品藥物管理局的資深毒物學家阿迪依恩・格羅斯博士（Dr. Adrian Gross）在他致函給思爾案主導人卡羅・夏普（Carl Sharp）時，曾提及他對此人工合成物質的深切顧慮。

　　但一九七六年，思爾公司雇用了美國著名政治家唐納德・拉姆斯菲爾德（Donald Rumsfeld）為總裁。一九八〇年雷根擔任美國總統時，拉姆斯菲爾德亦曾同時擔任雷根的幕僚，腳跨政治與企業，那時食品藥物管理局的主席因此而換了人。同時，拉姆斯菲爾德便指示思爾公司重新申請阿斯巴甜上市，而食品藥物管理局的新主席亞瑟・胡德（Arthur Hull）也及時指派工作小組處理。當時的小組成員共有五名，他們以三比二的票數再次把阿斯巴甜上市案打了回票。最後胡德又追加任命了一位新成員，重新表

決，但票數仍然是三比三。最後胡德不得不自己跳入，將票數變成了三比四，阿斯巴甜因此於一九八一年被核准上市。

一九八三年，美國汽水公會曾要求食品藥物管理局延遲核准將阿斯巴甜添加在飲料中，因為只要水溫升高至攝氏三十度以上，阿斯巴甜便會開始分解出甲醛（formaldehyde）。甲醛是一種有毒氣體，美國國家環境保護局將甲醛分類為致癌物質，它對人體的表皮黏膜傷害最大。但後來阿斯巴甜可用於飲料中的規定，依舊核准了。

使用阿斯巴甜的副作用很多，美國食品藥物管理局所記錄民眾抱怨使用阿斯巴甜後的反應，就高達九十二項。當年美國波斯灣戰爭爆發，低糖飲料在沙漠中高達攝氏四十九度的氣溫下被士兵整日飲用，結果就是這些士兵回國後的沙漠風暴症候群（Desert Storm Symptoms），與那九十二項反應有許多不謀而合之處。

亞瑟・胡德於一九八三年自請辭職，他馬上被思爾公司所聘的公關公司任用。

阿斯巴甜除高溫會分解出甲醛，它的化學成分中亦含有苯丙胺酸（phenylalanine）。苯丙胺酸是體內多數激發性神經傳導素的大始祖，其中包括了壓力荷爾蒙在內。壓力荷爾蒙也是強大的激發性神經傳導素，所以它對神經的刺激比味精來得更大。還有壓力荷爾蒙會刺激糖原轉換，它可以快速提升血糖。所以我的病患常常抱怨，在飲用低糖飲料後，即使那餐吃得很均衡，下餐前卻總是會冒汗手抖。那就是因為苯丙胺酸轉成壓力荷爾蒙，壓力荷爾蒙刺激糖原轉成糖，血糖被快速提升，糖升得多高就掉得多低，下餐前還來不及吃到東西，血糖就已經掉到了谷底，引起冒汗手抖的症狀（見圖16）。

在這整個過程中，胰臟在每次血糖上升時，都會受傷。可笑的是，現在在美國，糖尿病病患（多是胰臟受傷患者）被建議的飲料都是低糖飲

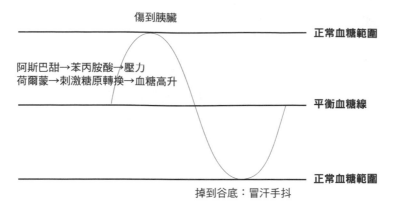

圖16：阿斯巴甜雖為代糖，但最後卻因苯丙胺酸而將血糖推高，震盪血糖

料，而且多數糖尿病病患所使用的代糖包中，也都含有大量的阿斯巴甜。更諷刺的是，美國糖尿病協會（American Diabetic Association）這類非營利性組織的最大贊助商，通常都是汽水、代糖包這類販售阿斯巴甜產品的公司。

當我們的血糖因為糖高升後重重摔下來掉到谷底時，最需要糖做為能量來源的大腦最容易感受得到。當神經細胞沒糖可用時，就像汽車沒有汽油跑不動一樣。只是，汽車沒汽油時只是停開，但當大腦沒能量時，卻會直接傷害結構組織。不只如此，血糖一震盪，壓力爾蒙一釋放，人不是容易焦慮煩躁，就是氣憤不耐。

思爾公司最後被孟山都公司（Monsanto Company）買了下來，當孟山都公司在朝向生化公司轉型時，它便將阿斯巴甜這個部分賣給了味之素公司。味之素就是當初味精發明人池田菊苗所創立的公司，現在它是世界上最大的味精與阿斯巴甜生產者。它們的公司標語是：吃得好活得好（eat well, live well），真是令人啼笑皆非。

拜食品加工科技的進步，食品加工企業大玩的神經遊戲，現在又更上

一層樓。美國有家塞諾米克斯公司（Senomyx Inc.），在他們眼裡，若想改變品質低下的食品風味，最好直接從人的味蕾下手。他們從人的子宮胎盤中分離出哺乳動物的味覺接收器，製造出調和好的分子組合，用以哄騙味覺，製造出酸甜苦辣的假象。

味覺，是我們重要的感官之一，它當初的發展，是為了要保護我們，讓我們知道自己吃的東西是否有營養、是否有毒，會不會傷害我們？就像我們的觸覺如果被修改或扭曲，碰到了會燙傷我們的東西，可能讓我們不知道收手而受傷；當我們的味覺被操縱時，後果也是一樣危險，那就是連吃進了毒藥，也不知道要拒絕。

就因為感官感覺跟生存是綁在一起的，因此，像嗅覺這個在我們還沒把食物放進嘴裡前，就可以判斷它是否能吃的感官，才會內建在主掌我們情緒的邊緣腦中。把它們擺在一起，我們才學得會，已經發爛酸臭、不營養有毒的食物，要害怕，不能放進嘴裡。

嗅球這個主掌嗅覺的部位，跟情緒生成地（杏仁體）與儲存我們情緒的地方（海馬迴），是一體成形的。所以我們的嗅覺，那麼容易勾起回憶，像小被被的味道能給我們安全感、某些食物的味道能讓我們想起我們愛的祖母。這大概也是為什麼科學家總是說，我們尋找自己的真愛，最大的決定因素其實是他們聞起來的味道。現在，這些重要的感知被操弄，當我們弄不清什麼能吃、什麼不能吃時，見到了有毒的食物，不但不知道要害怕走避，卻還可能把它當真愛一樣地寶貝。

除了玩弄神經和感官外，有些食品添加劑會直接傷害神經，如添加劑中很常見的高果糖玉米糖漿（high fructose corn syrup, HFCS）。這個以人工將糖與玉米分離的添加劑，在製造過程中，需要氫氧化鈉（sodium hydroxide），而很多公司所用的氫氧化鈉含汞。美國農業與貿易政策組織所做的檢測實驗中，有三一％的高果糖玉米糖漿測出含汞。汞這個重金屬

對神經的傷害，立即且永久（參見 110 頁），所以在加州大學洛杉磯分校（UCLA）所做的實驗中，他們發現吃高果糖玉米糖漿的老鼠，到最後神經都會開始出問題，這些老鼠會忘記先前所學的技能，無法完成原本能輕易化解的迷宮。

加工變質的食物會破壞神經

有些食物在加工過程中，並非把東西往裡面加，而是把裡面原本營養豐富的物質拿出來，破壞食物原本的設計，這類加工過程，就屬油和鹽為最典型的代表。

對健康的觀念中，我們最常討論的是油，但我認為，我們對它卻存在著最大的誤解。油脂的種類有多元不飽和脂肪酸、單元不飽和脂肪酸、飽和脂肪酸三種。單元不飽和脂肪的代表是橄欖油；多元不飽和脂肪的代表是葵花籽油；飽和脂肪則是以動物性脂肪為代表，如牛油、奶油、豬油。

我們的觀念中都以為橄欖油裡全部都是單元不飽和脂肪、葵花籽油裡全部都是多元不飽和脂肪，而豬油裡則全部都是飽和脂肪。事實不然，豬油其實含了三九％的單元不飽和脂肪、橄欖油中其實也有十六％的飽和脂肪，葵花籽油則含有二三％的單元不飽和脂肪、十二％的飽和脂肪。自然界中的油，都是混合著來的，它們會混合著來，是因為生物各種油脂都需要。

由於這三種油脂各有不同的特性，因此製造它們的方法，就決定了它們的品質。在這三種油中，屬多元不飽和脂肪酸最怕光、最怕氧、最怕熱，第二怕的是單元不飽和脂肪，最不怕的是飽和脂肪（見圖 17）。

以前，植物油都是石磨榨出來的，但是，這樣的壓榨方法從種子中能取出的油量很少，不符合經濟效益，因此現在的植物油，都是經高溫加熱

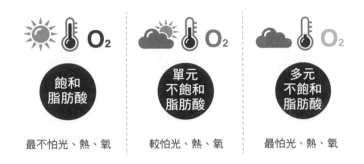

飽和脂肪酸	單元不飽和脂肪酸	多元不飽和脂肪酸
最不怕光、熱、氧	較怕光、熱、氧	最怕光、熱、氧

圖17：各類脂肪酸對氧、熱、光害怕的程度

取出。但是單元、多元不飽和脂肪酸都很怕熱，所以這些油從種子中取出時，已經壞掉了，它們還必須經過化學去味和漂白，才能上架。最麻煩的是，這樣的油吃久了，由於我們感官都有適應能力，慢慢就會開始聞不到壞掉的油味。

單元不飽和脂肪比多元不飽和脂肪耐熱、耐光和耐氧，如果它是以冷壓榨取再裝入遮光瓶內保存，油的品質仍然可以保持。所以，高品質的橄欖油都是冷壓並裝在遮光瓶內的。但是，喜愛高溫熱炒的中國人，卻常拿橄欖油這類不那麼耐熱的，單元不飽和脂肪酸高的油，以高溫做菜，溫度一過高，這個也很怕熱的油，就壞掉了。

油脂的品質，決定了神經細胞膜與神經髓鞘的品質（參見60頁）。我們的大腦油脂（膽固醇）含量高達六〇％，長期食用品質低劣的油，對神經系統這個大力依賴油脂為原料的器官，在組織結構上的傷害就很大。神經一出問題，由神經系統生成的情緒和感覺，也就會一起出現偏差。

除了炒菜用的油，我們餐餐都需要的鹽，也常經過加工手續。精鹽經過加工，它豐富的礦物質幾已全數取出，只剩下氯化鈉。天然無加工的海鹽和岩鹽則不一樣，它們含有八十幾種礦物質，能均衡提供體內所需的各

種礦物質。

我們的神經細胞要發電，靠的是電解質，電解質就是帶著正負電的礦物質。當礦物質不平衡時，神經發電就會出問題。並且，礦物質間存在著對抗、合作的關係，當我們攝取精鹽這種營養不全面的加工食品時，就會造成單一礦物質吃太多，與之互動的礦物質大量流失的現象。這時，由神經系統掌控的地方都會有感覺。

油吃多會中風嗎？

油吃多了，不是會中風嗎？ 所以大家才會怕油怕得要死，因為幾乎人人都曾見過家人朋友，在中風後的慘烈結果。中風是腦部血管爆裂、滲血，使得部分的腦神經受損。如果急救得當，機能有可能復元，但如果沒有在第一時間搶救，那麼腦部神經就可能留下永久的損傷。端看失去的腦部功能在哪裡，我們的語言能力、視力、認字能力、肢體能力等，都可能因此受影響。

但就像前面所說，我們攝取的糖量，才對血管的健康有最直接的影響。糖在血液裡上升的速度太快，代謝成二氧化碳，溶於血後呈酸性，身體來不及緩衝這些酸血，酸血便會腐蝕血管壁，讓它日益變薄（參見46頁）。

血管一變薄，爆裂或滲血的可能性就升高，因此身體就要召來體內最重要的修復物質──膽固醇修補血管。但如果飲食繼續偏頗，酸血不停地腐蝕血管壁，膽固醇便必須不停趕來修補。膽固醇一層層往上鋪，

如果它掌控的是肌肉，那麼肌肉就會有問題，如果它掌控的是心臟，心臟就會有問題。由於這種加工是把好的都「拿出來」，那麼，由神經掌控的情緒，就會感到總有什麼不足，不滿足就會變成我們的情緒標誌。這就是為什麼吃加工的垃圾食物，就好像永遠吃不飽一樣，因為吃垃圾食物，我們永遠不能滿足。老是出現不滿足的情緒，是因為你的情緒想要告訴你，你並沒有吃到能真正能滿足身體需求的營養食物。

一直鋪到血管被堵塞為止。膽固醇是油脂合成製造的，所以當我們攝取的油品質不高，膽固醇的品質也不會高到哪裡去。這些品質低劣的膽固醇鋪在血管壁上，就有可能像海砂屋一樣，剝離掉落。剝離的物質，流到微血管中無法通過，如果它的堵塞地點在心臟，那就心臟病發作，如果堵塞地點在腦部，那就是中風。醫生把血管一打開，膽固醇這個來救火的，就被當作放火的抓了起來。

可是，我們也曾見過自己吃高品質豬油的上一輩中風或心臟病發作，這又是怎麼回事？這是因為，我們的上一輩原本吃得很均衡，可是後來加工食品開始氾濫，他們好油照吃的同時，加工食品的攝取量也同時大大增加。飲食失衡，前述的血管酸蝕機制就開啟，有油就有修復原料，再加上有糖，就出現了必須修復的工地。兩個加在一起，長期不修正，就算吃的是好油，該修補的地方層層加厚，也會形成堵塞。

因此，想要避免中風不能不吃好油，也不能攝取過量的糖；想避免中風，保住大腦，就要油也吃得剛剛好、糖也吃得剛剛好，也就是均衡飲食。

該怎麼做

我們的食物品質不只影響我們的生理健康，它同時也影響我們的心理健康。因此，我們不只需要注意自己的食物組合，也必須注意食物來源和食物品質。在食物品質中，食物是怎麼長大的，跟它所經的加工過程，都應該是我們把關的重點。

1. 了解你吃的食物是怎麼長大的：

你吃的動物吃得對不對、快不快樂，決定了你吃的對不對和快不快樂。比如，牛本該吃草，但現在很多牛都開始被餵食玉米。牛如果吃草，牛油中的 $\Omega 3$ 和 $\Omega 6$ 比例及含量是豐富均衡的，因為世界上所有吃綠色植物的動物，都有能力製造豐富的 $\Omega 3$。

吃海藻的鮭魚會有豐富的 $\Omega 3$，吃草的牛和羊，也同樣有豐富的 $\Omega 3$。可是，現在不只牛是餵玉米，連鮭魚也開始餵玉米，這種動物的油脂中，$\Omega 3$ 和 6 就會不均衡。食物中的營養多是以它的顏色展現，所以吃玉米長大的鮭魚，會失去牠天然的美麗顏色，養殖業者還要在牠們的飼料中補充胡蘿蔔素才能增加點賣相。

我們總是不停地問：「這樣打針、餵色素、改變動物原本食物的食品，安全嗎？」但我認為我們要問的問題應該是：「我們這樣養動物，營養嗎？」不營養，我們吃了以後神經運作的原料不足，腦部化學失衡，情緒怎麼可能好？怎麼快樂得起來？

牛和鮭魚本來應該吃綠色植物，卻給牠們玉米，這是我們忘本的結果。但現在養殖、種植的過程中，我們不只常忘本，我們也常忘了有天。

人類用各種方法改造動植物的歷史悠久，但是，不管我們用什麼方法，都曾依舊要看天的臉色。如果大自然不點頭，混合不出能成長的品

種。但現在的基因改造技術卻不同，想要改造動植物，我們已經不需要老天爺點頭了。

第一批大型基因改造工程，是美國孟山都公司帶頭的。孟山都原本是個農藥製造公司，第一個賺錢產品是用嘉磷塞（glyphosate）這個化學物質製成的農藥 Roundup，於一九七〇年上市。因為 Roundup 在公元二〇〇〇年失去專利，孟山都便將公司轉型為生物科技公司，著手於黃豆與玉米的基因改造，讓它們能抵抗嘉磷塞這類農藥。

孟山都與美國輪替的政治力量有很深的糾結，藉由政治力量的推波助瀾，他們最終取得了世界第一個生物專利，也就是抗嘉磷塞種子的專利，只要用這種種子，作物噴灑再多的農藥也不怕。在此之後基因改造（genetic modified organism, GMO）的種子開始充斥市場，現在全世界有九〇％的玉米與黃豆種子專利，都握在孟山都的手裡，只要用嘉磷塞農藥的地方，就有他們的種子。基改種子出現後，嘉磷塞農藥的噴灑與使用就開始氾濫。孟山都獲益無窮，卻帶給了世界各地土壤與人體健康無窮的災難。

噴在植物上的嘉磷塞，會從植物根部進入土壤。跟人體排毒的道理一樣，植物、土壤要排毒時，也必需與礦物質和維生素結合，才能中和與排解。所以，跟人和動物吃藥一樣，植物、土地吃藥也會流失營養元素。因此，長期使用嘉磷塞農藥的土壤就會變得很貧瘠。

貧瘠的土壤只能養得出營養不良的植物，營養不良的植物沒有抵抗力，很容易得病。因為它們很容易得病，所以需噴灑的各式農藥就要加量。這就跟人吃藥一樣，吃一種藥去抑制症狀，症狀可能得到緩解，但因為營養元素開始流失，反而出現第二、三種症狀。這個人就必須吃更多的藥去抑制這些新的症狀，這就是生物用藥的宿命，藥愈用愈重，用的種類就愈來愈多。最後，待一切都流失殆盡時，生存就顯得困難重重。

藥物噴灑多了，雜草開始起抗藥性，雜草殺不死到處蔓延，所以各地對嘉磷塞的噴撒用量都增加了很多。這些營養不良、充滿農藥的農作物，後米又被帶進養殖業當做動物的飼料，動物也因此而開始出現各種健康問題。

　　就這樣，植物種在有毒的土壤裡，變成了營養不良的有毒作物。動物吃了這些有毒作物，變成了病懨懨的肉品。人吃了這些生病又沒有營養的動、植物，實在很難沒有生理和心理的疾病。所以，我們現在跟種植及飼養自己食物的人疏離，是很不智又危險的。如果我們想了解自己的食物從哪裡來，就應該要與培育自己食物的人親近，建立關係，這樣才能確保食物的來源與品質。

2. 了解你的食物是怎麼加工的：

　　由於加工後的食品常已營養盡失，流失的營養又會以人工營養加回去，所以當我們在購買食品時，單看食品營養標示並不準確，要看成分、原料才準確。從成分原料中，你常可以看得出加工手續是否過度繁複。加工愈少的食品，食材的種類也應該比較單純。如果在成分、原料中，你看到自己不認得的字，不用去多查或多想，因為你的身體一定也不認得。

　　選用油脂，要依各種脂肪酸的特性去購買與使用。比如葵花籽油這類多元不飽和脂肪酸實在太怕光、氧、熱，因此它的油即使是被小心取出的，也很難保存。但是，這不表示它們不是好油。多元不飽和脂肪對人體很重要，所以，我建議這類油脂從種子中直接攝取。你如果想吃葵花籽油，就直接吃葵花籽、你如果想吃花生油，就直接吃花生。當我們高溫做菜時，最好選用飽和脂肪高的油，如豬油、奶油、牛油、鴨油、椰子油等。如果你用對油做菜，你的抽油煙機應該很好清理，用熱水抹布一擦就乾淨，不需要刷。

如果你原形食物吃久了，並減少糖的攝取量，換好油做菜，那麼你的味覺就會變得很靈敏，舌頭就能活過來。那時，不管你吃什麼，都很快就能判斷出食物品質的高低。你也能吃得出，哪些營養是真的，哪些是假的，哪些食物的營養高，哪些食物的營養貧乏。這個時候，我們就應以鈔票當選票，因為這個世上跟你我一樣關心環境與動植物的商人很多，只要我們願意多研究觀察，都能以行動支持他們的產品。

6 消化不順大腦就跟著當機

　　消化道生病，大腦立刻會有感覺，因為腸胃和大腦的神經是相連的。消化道裡有多達一億個神經細胞，整個消化道，從食道到大腸的外壁都布滿了神經。過去的研究認為，腸神經系統與大腦主要是經由迷走神經交流。但近期的研究進一步發現，我們的腸神經系統其實自成一體，當迷走神經切斷，腸神經還是可以獨立運作。腸神經系統中包含了全套的神經細胞、神經傳導素，以及特殊的蛋白質，用以溝通、思考、記憶與學習。腸神經系統所收集到的資訊，可以直接在自己的神經系統內分析後做出決定，無需經過大腦。所以腸神經系統才會有「第二大腦」（second brain）之稱。

　　腸神經能自製出三十餘種與中樞神經相同的神經傳導素。人體內九〇％的血清素在腸道中，血清素是我們主要的抗憂鬱神經傳導素，所以消化道有嚴重問題的人，常常也伴隨著憂鬱的症狀。腸神經系統還製造體內五〇％的多巴胺，缺乏多巴胺這個重要的神經傳導素，人就會失去學習動力，注意力與記憶力也會受損，失去快樂與享受的權利。這就是為什麼消化不對的人，常常睡不好、吃不好，心情也跟著不好，日子過得灰暗無光，往後看多是悔恨、往前看也常常沒有希望。

　　腸內製造的這些神經傳導素，都需要營養元素做為原料。可是當消化停擺，食物進入體內後就無法完全分解與吸收。在消化道中，我們的分解與吸收重鎮就是胃和小腸，當我們的消化不動時，胃和小腸出的問題，也

會把整個神經系統都一起拖下水。

胃酸不足也可能引起心理疾病

消化道有什麼問題，胃都是首當其衝，因為食物入口後，它就是第一站。胃的主要工作是消化蛋白質，蛋白質要分解，靠的就是胃裡近乎跟鹽酸一樣酸的胃酸。其實，胃酸的英文名字 hydrochloric acid，HCl 就是鹽酸。胃酸可以啟動消化蛋白質的酵素，有效分解蛋白質，取得不同的胺基酸，讓神經傳導素有合成的原料。胃酸還可以將肉類裡的維生素 B12 分離出來，跟卡斯爾氏內因子（intrinsic factor）結合，用以造血。維生素 B12 還大大地參與了神經外皮髓鞘的結構鞏固，當能讓神經電流傳導保持一定速度的髓鞘出問題時，神經的訊息傳遞就注定要大亂。

維生素 B12 大多只能由肉類攝取得到，當我們胃酸不足時，肉類分解不完全，維生素 B12 就很容易匱乏，有惡性貧血的人，一定缺乏維生素 B12，因為惡性貧血便是胃酸不足、卡斯爾氏內因子不夠所引起的。當我們缺乏維生素 B12 時，外顯的症狀常是：

腳趾尖和手指尖失去知覺、肌肉僵硬、常抽筋、步伐不穩，精神狀態的改變，從性格改變到失去記憶都有可能，嚴重的可能造成精神錯亂。

由於消化系統中每一站的運作都是靠酸鹼在開啟、關閉的，因此我們可以說，胃酸是啟動它下游所有消化系統的鑰匙。當我們的胃酸不足時，就會出現脹氣、打嗝、放像腐屍一樣臭的屁，或大出像腐屍一樣臭的大便，或者胃食道逆流等症狀[4]。

註 4：關於人體消化道的運作及其可能引起的健康問題，更詳細的部分可參見賴宇凡著《要瘦就瘦，要健康就健康——把飲食金字塔倒過來吃就對了！》第 168 頁至 191 頁。

腸道失衡與感官扭曲息息相關

胃在上游，它沒消化完全的食物，一路朝下游腸道前進，沒分解完全的碳水化合物會開始發酵、沒分解完全的蛋白質會開始腐敗、沒分解完全的油脂會開始壞掉，結果承載的已不是營養，而是成流的毒素。這攤腐敗的爛水，就這樣進入了腸道。

人類的腸道裡住著腸菌（gut flora），好的腸菌（益生菌）喜歡吃纖維、代謝的是維生素 B 和維生素 K 這類重要的營養元素。就跟任何好的活菌一樣，它們喜歡乾淨的環境。當它和沒消化完畢而形成一攤爛水的毒素攪和在一起時，好菌很難生存。這時，好腸菌所代謝的維生素 B 便會開始不足。維生素 B 積極參與神經傳導素的合成與轉換，少了它，神經想傳什麼、想傳到哪裡都做不到。我們的腸道裡也有壞菌，它們的主食是糖，如果我們不好好計畫該吃什麼，亂抓垃圾食物，那吃到的就多數是糖。好菌吃不到好東西，漸漸勢微，但壞菌老吃得到它的主食，漸漸壯大，就這樣，壞菌沒有好菌抑制，開始肆無忌憚地繁殖，結果就是造成腸菌失衡。腸菌失衡常有以下生理症狀：

新生兒口瘡、陰部奇癢、分泌白色物質（子宮頸感染，也就是酵母菌繁殖過度，vaginal yeast infection）、香港腳、各類指甲的黴菌感染、蕁麻疹、濕疹、中耳炎、便祕、拉肚子、脹氣、鼻塞、氣喘、疲倦、頭痛、腹痛、肌肉疼痛、嗜糖，對香水、花粉、食品有過敏反應。

壞菌一壯大，它的根便開始深植入腸壁，它代謝出的毒素就可以直接進入血液。壞菌的代謝物不但不是我們需要的維生素，而且它們還都是會傷害腸神經和腦神經的毒素。由於壞菌的排泄是無時無刻的，腸道和腦部持續受到這種毒害，常會扭曲人的感官、思考和情緒，人的行為也會因為這些扭曲而顯得變形。

以下是感官扭曲時常出現的症狀：

1. 視覺：

視覺扭曲時，看到的東西線條、角度會變、連顏色的亮度都可能會不對。所以，有時有這種問題的人看到太陽會尖叫，一定要馬上跑到可以遮掩的地方。有時本來不會動的東西，看起來卻好像會動。有時看到的字還會顛倒、倒反，阻礙閱讀，就是閱讀障礙症（dyslexia）。有閱讀障礙的人常形容字會跑，有時會跑出頁、有時兩個字會相撞，他們在文字學習上有極大的困難。而且有這種症狀孩童的家長帶孩子去看眼睛時，醫生常檢查不出有視力上的問題，或是已經配好了眼鏡，孩子還是常瞇著眼睛看黑板。有這個症狀的人會很怕黑、很怕鬼、很怕關著的門。我們通常會形容這類的人是神經衰弱。

2. 聽覺：

聽覺的扭曲多發生在聲音的尖銳程度。即使聲音不是很大，經過神經扭曲，聽起來可能會變得尖銳難耐，或者強度變得太低而聽不太到。如果這樣的情況發生在學講話的時候，孩童的口語學習就會遇到很大的障礙。

有時，聲音不是尖銳程度或強度出問題，而是遠近被扭曲了，這類人常無法判斷聲音是從哪裡來的。聲音扭曲嚴重時，還會形成幻覺，像是聽到腳步聲，回頭時卻看不到人。或者就像成人精神分裂症的特徵之一，就是人可以聽見自己思考的聲音。有幻覺的人通常痊癒後，對自己的幻覺是沒有記憶的。

3. 觸覺：

觸覺被扭曲時，最常受影響的是痛感誇大。有患者可以連橡皮擦掉到

腿上，都痛到嚎啕大哭很久。除此之外，他們對冷熱的感覺也會誇大，只要熱一點，衣服馬上要脫光，要不然就受不了。

同時有視覺、聽覺、觸覺扭曲的人常常覺得自己看得到鬼，因為這幾個感官加起來，一切就變得很真實了。

4. 味覺、嗅覺：

當味覺和嗅覺扭曲時，食物的味道就會變調。就是因為如此，腸壞菌繁殖過度的人都超級挑食。這個不吃、那個不吃，老愛重複吃同一種食物。通常他們愛吃的食物都是高澱粉含量，也就是高糖食物，就像很多小朋友只愛吃飯麵，卻覺得青菜和肉都很苦。所以，他們就餐餐只吃飯麵。結果飯麵分解成高糖，進入腸道餵食壞菌，壞菌吃了糖代謝出的毒素繼續荼害腦部，形成了一個打不斷的惡性循環。

由於孩童很難分析、察覺自己的感官扭曲問題，表 5 幾個簡單的問

表5：孩童感官扭曲檢測表

1.	是否特別愛冒險，總是往會讓他受傷的東西上跳或衝？
2.	是否不太會玩拼圖，或寫字總寫不正，騎腳踏車或打球總是有困難？
3.	是否每次聽見大一點的聲音，如吸塵器或吹風機，就掩著耳朵大哭？
4.	是否很不喜歡人家觸碰他，或者不停需要別人觸碰？
5.	是否只願穿某種料子的衣服，或者總是要求把衣服後的標籤拿掉？
6.	是否總是無法讓他平靜下來，或者無法讓他安然入睡？
7.	是否很不喜歡玩泥巴、黏土，或很怕碰到像膠水這類的東西？
8.	是否很不喜歡很擠的地方，或者總是在公共場所崩潰大哭不停？

◎除了第6項以外，通常只要有一項，就有感官扭曲的可能

題，能給家長一個評鑑孩子是否有以上症狀的參考工具。

　　當我們的腸道神經系統被有毒環境圍繞時，由它製造的神經傳導素也會受影響，這時，除了感官會有扭曲現象，思考過程有時也會出現扭曲。

　　有些人的思考過程受到扭曲時，他們會繞著「一定要」而轉。思考扭曲誇大時，「一定要」的後面通常接著的都是與生存相關的事，不是個人生死的存亡，就是人際關係的存亡。他們腦子裡想的是：「我一定要一直洗手或刷洗乾淨，才能避免疾病和死亡。」他們也可能想：「我一定要一直控制家人，不然他們會遺棄我。」這樣的人很可能會一直不停地走路，或一直吃，或一直洗手，或一直清理，或一直調整東西的位置，或話一講就不能停，或一直站著不能坐。這些，都是強迫症的特徵。

　　也有些人的思考扭曲，中心思想是繞著「一定會」。這時，行為會從像強迫症那樣的重複，而變成完全逃避。例如「我出門一定會……」、「我如果在一個狹小空間一定會……」，一定會的後面接上的也都是跟生存有關的事，因此而開始不出門、不與人接觸、不坐電梯等。這些，都是恐懼症（phobia）的特徵。

該怎麼做

　　若想有健康的消化道，第一要務就是要把吃當做一件重要的事。把吃當做一件重要事的人總是會撥出時間計畫要吃什麼、細細咀嚼享受、不急不趕。這樣的人不會因為沒有計畫而亂抓垃圾食物，總是能適時用營養滋潤身體。他們知道，不管吃得多好，如果不給身體足夠的時間消化，那麼什麼營養都吸收不到。因此，當他們細細咀嚼享受時，食物的色香味便能透過感官刺激消化液的分泌，有助消化順暢。

　　相反的，如果我們不把吃當做一件重要的事，只要一想到吃，就已經

滿懷不耐，就不會用心去計畫及選擇食物，也不想把時間空下來好好享受食物，吃東西的同時還要安排做一大堆事情，又急又趕的。我們的消化系統中布滿了神經，它對外在的環境特別敏感，如果我們很緊張，身體會以為我們正在被老虎追，這時整個消化系統是關閉的，因為當身體認為我們都快被吃掉時，消化自己的食物就不是很優先要做的事。再加上沒有選對食物，又沒有好好咬，消化道根本沒辦法好好運作，這樣經年累月地虐待消化道，最後它就會生病。消化道一生病，就等於我們的第二大腦生病，人就一定會有神經系統，包括情緒上的症狀出現。

　　如果你有消化症狀，除了均衡飲食、細細咀嚼、吃飯時放鬆外，嚴重的時候也可以選擇支援消化道的保健品幫助修復消化道。表 6 的問卷可以幫助你了解自己的消化狀況。每一個勾都算一分，把各器官所屬症狀的總數記錄下來，每勾一項就給一分。

　　如果有器官症狀總數超過二，表 7 為該器官修復的因應方法。表中所

表6：消化道症狀檢測表

器官	症狀	
胃	吃完飯後脹氣、打嗝	
	吃完飯後胃食道逆流	
	吃完飯後放很多很響的屁	
	覺得肉沒什麼味道	
	吃完後不管吃多少都覺得很脹	
	指甲很容易斷裂	
	惡性貧血	
	放屁或大便奇臭	
	大便裡總有沒有消化完的食物殘渣	總數：

器官	症狀	
肝膽	口臭	
	肩胛骨間疼痛、右上腹疼痛、右下肋骨間疼痛	
	吃油會噁心	
	油亮大便，或大便總是浮起來	
	暈車、暈船、暈機	
	大便是亮土黃色	
	皮膚、頭髮很乾燥	
	嘴巴苦苦的	
	痔瘡、靜脈曲張（工作並不要求整日站著）	總數：
小腸	食物過敏、粉塵過敏	
	吃完飯後心跳加速	
	常起疹子	
	鼻竇炎、常鼻塞、流鼻涕	
	總想吃麵包、米麵等會化成糖的食物	
	便祕	
	慣性拉肚子	
	一下便祕一下拉肚子	總數：
大腸	腔門癢	
	陰道癢	
	舌苔厚	
	曾服用抗生素、消炎藥、避孕藥超過一個月	
	香港腳、黴菌感染、陰道感染奇癢、灰指甲	
	便祕	
	拉肚子	
	大便有菱角、扁平如絲帶、細小	
	下腹痛	
	手臂自然垂下，手掌伸直，大腿兩側指尖處痠痛	總數：

表7：消化道各器官修復因應方法

胃	1.每餐前可以使用一湯匙「油酸配」。如半匙麻油加半匙米醋，或半匙橄欖油加半匙檸檬汁。 2.可以選用胃酸類保健品，英文為HCl。記得它必須註明是給消化時使用的。胃酸的全名是 hydrochloric acid，也就是鹽酸，因為我們的胃酸近乎鹽酸，才能消化分解蛋白質。但是，鹽酸不經處理，不能直接服用。
肝膽	每餐服用膽鹽（bile salt），這特別適合膽已割除的人，及肝臟保健品（liver support），記得如果保健品成分有包含肝臟組織，肝臟在恢復發炎時期，檢驗指數可能會超標。
小腸	每餐服用消化酵素。
大腸	睡前或剛起床，不隨餐時服用益生菌。

指「每餐」如果未特別指明，意思是於餐前或餐間服用都可以，可自行觀察調整。

　　由於消化道是個由北至南的過程，因此上樑不正下樑歪，胃不對，其他消化器官也不可能好。所以，如果檢測結果胃出問題，就只要先專注在胃部的調整即可，通常它下游的消化器官在胃修復後，症狀最終會得到疏解。下游症狀若在胃部補強兩星期後依舊沒有好轉，則可依其檢測結果和依北至南的器官順序，選用保健品[5]。

　　除了注意自己是怎麼吃的和吃了什麼外，我們還要注意不濫用抗生素或殺菌產品。一般抗生素或是乾洗手液是好壞菌一起殺，但偏偏像念珠菌（Candida albicans）這類的深根菌種是殺不死的。除了使用抗生素會讓腸菌

註 5：胃的這些症狀多是由胃酸不足，而非由胃酸過多引起的。消化道是以酸鹼在掌握開關，如果酸鹼值不對，賁門和幽門就會在該開時不開、該關時不關，形成食物下不去，反而往上跑的胃食道逆流。胃原本就設計成能裝強酸，但食道卻不同，食道不喜歡酸，因此往回跑的胃酸，就會灼傷食道。

失衡外，使用避孕藥或性荷爾蒙的人，常會在經期前有很嚴重的陰部搔癢與白色塊狀物質分泌，這就是子宮頸感染，通常是荷爾蒙失衡引起的。女性在經前分泌的雌激素（oestrogen）荷爾蒙，會讓陰道表皮細胞較無法抗菌，所以酵母菌的繁殖就增加。如果有這個症狀，就表示可能是藥物的使用導致荷爾蒙失調，而腸菌和陰道的菌通常是互相影響的，所以這時可以肯定腸菌也是失去平衡的。

腸菌失衡有以下幾種治療策略：

1. 調整飲食：

腸壞菌喜歡吃糖，因此把糖攝取量減到最低，有機會把壞菌餓死。

2. 使用牛至錠或大蒜丸：

牛至錠的原料為牛至（oregano）類香草製成，由於這類香草或大蒜可以殺菌，因此長期食用一陣子，有時便能抑制壞菌生長，讓好菌有抬頭的機會。記得使用這類產品後，還是要適時補充益生菌。

3. 使用紐黴素錠（Nystatin）：

由於念珠菌很頑強，所以如果以上的方法都無效時，可以向醫師洽詢紐黴素錠。紐約州際衛生單位在一九四〇年時發現了一種在土壤裡的黴菌，它能殺死酵母菌和真菌，其中包括了很難殺死的念珠菌。這群無私的科學家將其發現捐出，讓藥廠研發製藥。此藥命名為 Nystatin，N. Y. 為紐約的簡寫，用以感謝紐約州際衛生單位。

記得，在使用任何抗生素後，都一定要補充高品質的益生菌，最好多種輪著吃一陣。要提醒的是，使用任何殺壞菌藥物，如果不配合調整飲食，都只是白花冤枉錢，因為壞菌一吃到糖，就又壯大。

使用以上產品或飲食調整後，有可能會引起壞菌死去反應（die off reaction）。這類反應包括了：

拉肚子、脹氣、打嗝、胸口緊縮、心悸、疲倦、頭腦不清、肌肉和關節疼痛、記憶力無法集中、喉嚨痛、焦躁、憂鬱、頭痛、不耐煩、全身發癢、便祕、頭暈、感冒症狀、超想吃糖、超想喝酒、感覺像醉了一樣，或口氣有酒精的味道（因為其中一樣毒素即是酒精）。

這些反應是來自於壞菌死去時釋放它體內和體表的毒素所引發的。這些毒素的排除需要時間，再加上壞菌是大量死亡，所以會引起身體反應。

當人的消化道健康時，就能吸收到好食物中的好營養，這時這個第二腦的健康便會反應在神經系統上，這樣的人能很輕易地吸收各方新知，學習對他們來說輕鬆有趣。

7 食物過敏神經就也跟著瘋狂過敏

　　長期食用不適合我們的食物，最終會引起對食物的敏感反應，而食物過敏透過腸神經，會對我們的情緒有很戲劇化的影響，嚴重的甚至會引起精神疾病。

　　食物過敏會引起精神疾病這個概念，以往在心理從業領域是不被接受的，因此很多家庭在治療精神疾病時，錯失了移除過敏原的機會，病症也因此與根治無緣。但由於美國兒童過敏問題已大得無法不正視，因此，近年來美國國家過敏與傳染疾病中心（National Institute of Allergy and Infectious Diseases，NIAID）釋出大量研究經費，我們因此終於能對食物過敏有更深的認識。

　　也因為我們對食物過敏新近才有比較深的認識，因此這個名詞在中英文裡都很混淆。其實一般所謂的食物過敏有兩種，一種是食物過敏（food allergy），另一種則是食物不耐症（food sensitivity 或 food intolerance）。食物過敏意指所吃的食物會引起免疫系統的反應，如對貝類過敏的人，吃到蚌類，免疫系統反應升高，全身起疹子。食物不耐症所出現的症狀，則並非來自於免疫系統的反應。例如乳糖不耐症（lactose intolerance）的人，他們其實是沒有消化乳糖的酵素，乳糖沒有辦法分解完全，在溫暖的腸道裡開始發酵，而產生脹氣、放屁、拉肚子的症狀，但這都不是因為免疫系統中的抗體而引起的身體反應。

　　其實，食物過敏與食物不耐症是無法分離的。因為我們如果老是吃自

己不耐的食物，就會讓腸道受損，受損的腸道開始有漏洞，沒有消化完的食物就會輕易進入血液。沒消化完畢的食物分子進入血液，身體並不認得，身體不認得的東西就會被視為敵人，免疫系統就會出動，那時我們的症狀就會像吃到毒素，或有細菌入侵時的反應一樣。有些沒消化完的分子最後會刺激免疫系統為它量身訂做抗體，往後這個分子只要一進入血液，殺手馬上就會出現，身體就會有反應，這時就產生了食物過敏。被損傷的腸道出現漏洞，讓沒消化完全的食物可以輕易進入血液，就是所謂的腸漏症（leaky gut syndrome）（見圖18）。

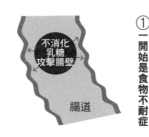
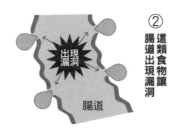

① 一開始是食物不耐症

食物不耐症便是消化道
沒有配備消化某種食物的酵素

② 這類食物讓腸道出現漏洞

當我們對食物有不耐症時，由於無法消化，
這類食物便會損傷腸道，讓它出現漏洞

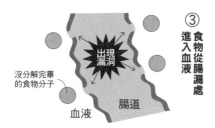
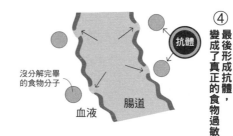

③ 食物從腸漏處進入血液

沒消化完的食物可以從漏洞處進入血液

④ 最後形成抗體，變成了真正的食物過敏

這些身體不認得的食物分子被當成外敵，
抗體形成後就演變成食物過敏

圖18：食物過敏的進程

食物過敏的四個階段

美國著名環境毒素與過敏專家桃樂斯‧瑞普（Dr. Doris Rapp）將過敏分成四個漸進的階段：

1. 警覺階段（alarm reaction phase）：

這個階段有的反應很立即，如氣喘、花粉熱、頭痛、肚子痛、焦躁、不耐、過動、頭腦不清等。

2. 上癮階段（addiction phase）：

由於過敏原已對身體攻擊了一段時間，身體的症狀通常已被掩飾，看不出它與食物的直接關聯，因此要察覺就比較困難。這個時候，人們常會很渴望攝取到自己的過敏原，用它來讓自己亢奮。所以，如果你形容某種食物你吃不到就會活不下去，那種食物裡通常有你的過敏原。

3. 固定階段（fixed phase）：

這個階段身體會覺得一定要吃更多過敏原才舒服，如果吃不到，就會經歷藥物戒斷症候群，也就是會出現像戒毒時的不舒服反應。人為了避免這個戒斷反應，就會更渴求過敏原。

4. 耗竭階段（exhaustion phase）：

過敏原對身體的長期刺激讓免疫系統無法承受，最後只好為它量身訂作殺手，抗體一出現，這類食物又變成了每吃必有反應。

所以，原本對牛奶可能只是配備的酵素不足，無法消化，只有食物不耐，但喝久了，卻轉變成食物過敏。如果腸漏症沒有痊癒，讓沒消化完的

食物繼續鑽過腸壁，進入血液，這時食物過敏就會愈來愈嚴重。本來是只有對一種食物過敏，後來可能變成吃什麼都有反應，吃什麼都過敏。

當這個情況在整個國家蔓延時，它的影響力是很可怕的。美國孩童現在在學校吃飯時，長飯桌中間要劃一條線，「你過敏坐這裡，你沒過敏，坐這裡」。學校禁止學生帶入的食物清單愈來愈長。也有學校禁止家長帶自己煮的食物到校供全班分享，因為家裡做的食物沒有食物原料標示，有食物過敏的孩子，很可能會因此而喪命。

食物過敏共有四類，他們的分類是以出現的免疫抗體區分的：免疫球蛋白 E（IgE）、免疫球蛋白 G（IgG）、免疫球蛋白 M（IgM），和免疫球蛋白 A（IgA）。免疫球蛋白 E 的相關研究最多，因為它所引起的生理反應通常很立即，所以很容易被指認出來。這類過敏的反應為：起疹子、肚子痛、腫大、呼吸困難、全身性過敏性反應（anaphylaxis）。美國每年有三萬人出現由食物引起的全身過敏性反應，其中有一百五十人左右致命。

免疫球蛋白 G 是另一類很受關注的過敏反應，但是，由於它的反應通常較遲緩，有時吃進過敏原，要好幾天才會出現反應，因此要指認出到底是哪一種食物引發這類反應，並不簡單。科學家預估美國大概有四五％至六○％的人有這類過敏反應，但多數人並不自知。主要原因是它的反應並不一定是生理反應，現在與免疫球蛋白 G 相關的症狀有多達一百種，與它相連的疾病則超過了一百五十種，其中與它交集的心理精神疾病有過動症、躁鬱症、自閉症、憂鬱症、經前症候群等[6]。

註 6：有些食物過敏的孩子，一吃到他過敏的食物，就有暴力傾向，當過敏原移除後，孩子恢復正常，看起來簡直判若兩人。這個現象，桃樂斯・瑞普醫師曾做過詳盡的影片記錄，在她所攝的影片中，你可以看到孩子在接觸過敏原前和過敏原後的樣子。這個典型的範例可以在 http://www.youtube.com/watch?v=50LSHIphccQ 看到。或你可以在 youtube 輸入 Dr. Doris Rapp，找到她的相關影片。

該怎麼做

由於現在食物過敏不管在哪一個國家，情況都愈來愈嚴重，因此，檢測過敏原的方法從皮膚試驗到血液檢測免疫蛋白，可以說是琳瑯滿目。但是由於很多過敏原的反應並不是立即的，再加上不是每個人對自己所過敏的食物都會產生抗體，因此我認為，要抓過敏原最可靠的方法，就是透過食物排除法（food elimination），跟著配合飲食記錄，這樣就能夠有效抓到食物過敏的原兇。

食物排除法有兩種：

1. 單一食物排除法（single food elimination）：

如果懷疑過敏原是牛奶，就在星期一喝很多牛奶，可是再接下來的三日內都不接觸任何牛奶。到了星期五，不管哪一餐，只要在不進食三小時後，再開始喝很多牛奶（見圖 19）。在檢測期間，每日都做飲食記錄，記錄所有吃與喝進去的食物，同時記錄生理、心理反應。由於在戒除過敏原幾日後，我們對它會特別敏感，因此在這時候攝取，就很容易抓到它。

2. 多種食物排除法（multiple food elimination）：

把所懷疑的過敏原寫下來，第一個星期，完全不碰這些食物，第二個星期開始一天加一種懷疑過敏原，而且大量攝取。如果清單大於七日，就一直加下去（見圖 20）。記得在檢測期間，每日都做飲食記錄，記錄所有吃與喝進去的食物，與記錄生理、心理反應。在記錄時，可以在反應後加上＋、＋＋，以識別反應程度上的不同。飲食記錄再配上食物排除法的記錄單，不難找到過敏原。

舉例來說，有一個人懷疑自己可能對麥類、奶類，或花生過敏，因此

星期一	星期二	星期三	星期四	星期五
大量牛奶	🚫牛奶	🚫牛奶	🚫牛奶	大量牛奶

圖19：單一食物排除法

星期一	星期二	星期三	星期四	星期五	星期六	星期日
🚫過敏原	🚫過敏原	🚫過敏原	🚫過敏原	🚫過敏原	🚫過敏原	🚫過敏原
大量麥	大量牛奶	大量花生	🚫過敏原	🚫過敏原	🚫過敏原	🚫過敏原

圖20：多種食物排除法

使用多種食物排除法來確定過敏原。在他開始做記錄之前的一星期，他完全不碰麥類、奶類，和花生。一星期後，他開始加入過敏原嫌疑犯。他星期一吃大量由麥子磨成粉做成的麵或麵包，星期二不吃麥類卻在飲食中加入大量的牛奶。星期三，他麥和奶類都不碰，但是吃了一大堆花生。星期四至星期日，他這三種過敏原嫌疑犯一個都不碰（見表8）。

　　從這個人的飲食記錄中，我們可以看得出來，當他吃麥類食物時，並沒有特殊的反應，但是他只要一吃到奶製品和花生就精神不好、心情差、上火、睡不好，出現消化反應等，這表示，他的身體現階段並不喜歡這些食物。如果他能從飲食中排除這些過敏原，讓腸道有休息、修復的機會，往後他很可能就能適應這類食物了。

表8：多種食物排除法第二週飲食記錄範例：

餐食	飲料	睡眠、排便、精神、情緒改變
〔星期一〕　大量**麥類**，不吃其他可能過敏原		
早餐：麵包夾豬肉片、青菜	水	排便順利
中餐：牛肉麵	水	精神好
晚餐：兩片麵包三明治夾牛肉片和青菜	水	睡得好＋
〔星期二〕　大量**奶類**，不吃其他可能過敏原		
早餐：青菜、肉	喝一大杯牛奶	脹氣，放屁很臭
中餐：牛肉河粉	牛奶一杯	脹氣，心情煩躁＋
晚餐：米飯、雞肉、青菜	牛奶一杯	很累很睏，今日無大便，睡覺中間醒過來睡不著
〔星期三〕　大量**花生**，不吃其他可能過敏原		
早餐：生菜夾蛋，一把花生	水	排便順利
中餐：雞腿飯加一把花生	水	嘴裡起泡，上火，煩躁不耐煩＋
晚餐：火鍋、沒吃澱粉，一把花生	水	很累很睏，肚子不舒服，脹氣＋＋＋＋，上火的地方腫得更大
〔星期四〕　所有可能過敏原都不吃		
早餐：雞蛋、青菜	水	大便順暢
中餐：日本料理、米飯	水	精神好、心情好＋＋＋
晚餐：黑白切、豬肝湯、沒澱粉	水	睡眠好＋＋
〔星期五〕　所有可能過敏原都不吃		
早餐：火鍋肉片和青菜	水	順利排便
中餐：黑白切，米飯	水	心情好＋＋
晚餐：烤雞腿加青菜和米飯	水	睡得好＋
〔星期六〕　所有可能過敏原都不吃		
早餐：蛋和青菜	水，咖啡	順利排便
中餐：叉燒飯	水	精神好＋＋、心情好
晚餐：沒吃	水	睡得好

普遍過敏原有：

牛奶[7]、蛋、糖、麥類產品（麵粉做成的）、玉米、色素（各式添加劑）、巧克力、花生（堅果）、橘子（或同色水果）、紫色蔬果、咖啡、茶、菸草。

普遍過敏反應有：

肌肉僵硬、流鼻涕、一直乾咳清喉嚨、咳嗽、喘不過氣來、眼睛癢、流眼淚、眼皮腫、下眼皮皺、下眼皮腫、嘴唇腫、裂、皮膚疹、中耳炎、耳朵聽不太到（好像有水）、尖銳的耳朵疼痛、耳鳴、頭痛、肌肉疼痛、脹氣、不停放屁、拉肚子、便祕、頭暈、口臭、反覆發炎、臉色蒼白、別人搔癢時超級怕癢。

不管你使用的是何種過敏原檢測方法，都一定要記得，過敏問題的根治，始於腸道的修復。

因為，如果你的腸道已因長期刺激出現漏洞，那你在進行蛋白過敏原檢測或過敏皮膚檢測時就會發現，這次是這些食物過敏，下次則是對其他食物過敏，哪個吃多哪個出現抗體。那是因為腸道已出現漏洞，吃得多的食物進入血液引起免疫系統形成抗體的機會較大。因此，要痊癒，還是要先把腸道的漏洞封起來。腸道封好了，過敏的食物清單就會大大減少，只留有那些我們先天體質不適應的食物。

除此之外還要特別注意，現在會引起過敏的除了食物外，化學物質也有同樣的破壞力。

多數家用品中的化學成分不是強酸就是強鹼，很多都有腐蝕性，它們

註7：牛奶是亞洲民族普遍的過敏原，多數動物在成長斷奶後就失去消化乳糖的酵素，因此大部分人四歲後就沒有消化乳糖的酵素了，尤其像亞洲一直沒有接觸牛奶的民族，更是如此。如果你喝牛奶有反應，建議移除這個食物。除非是生奶，也就是裡面還保有幫助消化乳糖、乳蛋白酵素的奶，或是發酵後的乳製品，發酵後的乳製品，乳糖多已經被好菌分解了。

進入消化道時會破壞消化道。所以,大家在選購家用品、皮膚保養品,或化妝品時,一定要研究它的成分[8]。

由於現在食物的養殖沒有保障,此外,一種營養元素吃過量、過久,另一種跟它有對立關係的元素,就會開始流失。因此,各種蔬果隨著季節的變換輪著吃,各種動物的部位也輪著吃,這種飲食方法在治療過敏的飲食法中稱做「輪替多樣飲食法」(rotary diversified diet)。但我認為,沒過敏的人,也應該這樣吃。

註8:以下是美國環境工作組織的化妝品資料庫網址(Environmental Working Group cosmetic database)http://www.ewg.org/skindeep/,打入品牌或產品名稱,它除了對產品的危險性有整體的評估外,亦會列出對人體有害的物質。另一個網站〈好指標〉(Good Guide)除了能查詢化妝品外,還可以查家用品、食物、狗食、電器用品、車子等產品的資料。http://www.goodguide.com/categories/184398-makeup##products。打入品牌或產品名稱,會出現跟環境工作組織網站同樣的資訊。它也同時會建議代替此商品的品牌或產品。

內分泌與神經在腸道中的糾結

過敏最常引起的是消化道的反應，如拉肚子，打嗝、脹氣，或便秘。但這些問題，除了過敏原刺激外，跟腎上腺也有很大的關聯。過敏會造成系統性的發炎，一發炎腎上腺就會釋出壓力荷爾蒙。由於這些過敏都是經年累月的，所以腎上腺很容易疲倦。腎上腺一疲倦，就有可能透過腸神經傳導素，和電解質兩條途徑，回頭再影響腸道運作，導致其他生理及心理症狀。

1. 腸神經傳導素：

由於壓力荷爾蒙本身也是神經傳導素，所以它雖然是內分泌系統的一員，但只要一進入神經系統，就也能影響神經傳導素。

我們的腸道跟腦部一樣，充滿了各種神經傳導素，所以，如果壓力荷爾蒙一失衡，它也可能進入腸神經系統，讓那裡的神經傳導素失衡。腸神經系統裡的神經傳導素一失衡，消化症狀就出現，所以，排便情況不見得只受食物影響，它也可能受荷爾蒙影響，這就是為什麼有那麼多甲狀腺機能減退的人有便祕問題的原因。會有這種結果是因為甲狀腺與腎上腺透過下視丘─腦垂體軸線，其實是互相影響的（參見 25 頁）。這個內分泌系統影響腸神經的情況，經常反應在我們的日常生活當中。

很多人都有過這樣的經驗，只要我們生活中的壓力一增加，就出現便祕。這個壓力很可能是來自交報告、考試、老闆要求業績等等的心理壓力，它也可能是出差、旅行時所帶來的身體壓力。所以會有那麼多人一要交報告、考試、出差，不管吃得多均衡，大便一樣出不來。

不只如此，由於腸神經傳導素也影響情緒，所以，如果人的壓力並非只是暫時而是長期承受，就好似過敏所引起的發炎症狀，情緒最終也

會受到波及。比如，腸神經中有九〇％的血清素，如果腸神經系統裡的神經傳導素受壓力荷爾蒙影響而失衡，那血清素也可能會跟著一起失衡，而導致憂鬱症。

2. 電解質：

　　腎上腺位於腎臟上端，它們會位在那裡，是為了就近釋出鹽皮質激素（mineralocorticoid）。鹽皮質激素包含了醛固醇（aldosterone）荷爾蒙，它是用於指示腎臟調度電解質。腎臟排鈉保鉀、保鈉排鉀等舉動，可以影響血管的收縮與放鬆，用於調整血壓。但是，電解質也同時影響神經的導電與肌肉的收縮放鬆，因此，腸道的平滑肌也會受到影響，產生消化道反應。所以，只要腎上腺一受到牽動，腸道也有可能跟著收縮或放鬆。透過這樣的機制，內分泌系統與神經系統，又再次於腸道內糾結在一起。就是有以上內分泌與腸神經的糾結，常常，在人進行飲食調整後，明明已經吃得很均衡了，卻還要等好一陣子排便情況或消化道運作才能趨於正常。或是有些人消化道症狀消失了，卻突然出現了記憶力減退、情緒遲鈍的神經型症狀。

　　內分泌和神經這兩個系統，要知道自己應分泌多少神經傳導素或是荷爾蒙，靠的是反饋機制。但是，由於它們之間有各類糾結，所以神經傳導素和荷爾蒙又會互相影響。如果把所有的神經傳導素和荷爾蒙架起來，它們就會形成一個複雜的網絡，有上千、上萬個交集。這上千、上萬的交集都要以反饋機制去調整，也就是你現在多，我可能就要少，或你現在多了，我也要多。它們之間要頻繁地打很多電話，才可能把大家的量都調到剛剛好。這就是為什麼，內分泌系統與神經系統失衡過久後，要再把平衡找回來，最需要的就是時間。

8 重金屬是神經的不定時炸彈

　　人體對腦部有一層特別的保護，讓一般物質不能隨便進出，這層保護稱血腦屏障（blood brain barrier, BBB）。但是，因為腦部結構油脂占最大多數，所以脂溶性物質反而可以很輕易就穿越血腦屏障。重金屬都是脂溶性物質，它們可以穿越血腦屏障，對神經造成立即且永久的破壞，所以嬰幼兒才會只要接觸一點點重金屬，就可能有永久的智力損傷。現在我們所熟悉的許多精神疾病，如老年失智症和自閉症的患者，多有體內重金屬累積的現象。重金屬在體內的累積，可以分成兩類，一類是體內自發產生的，另外才是外來的重金屬過多而造成累積。

飲食不均衡也會在體內累積重金屬

　　由體內自發的重金屬累積，可以追溯到兩類原因，一是礦物質本身攝取不均或吸收不良，造成重金屬在體內累積。除此之外，我們體內能量供給不穩定，也會引起重金屬累積。

1. 礦物質不足、不均：

　　我們體內的礦物質如鈉鉀鎂鈣等，其實都是金屬。而我們常說的重金屬污染所指的鋅、銅這類物質，其實也是我們體內生化很需要的礦物質。如胃酸的原料之一就是鋅，鋅對眼睛健康也有很大的影響，沒有鋅，嗅覺

與味覺的靈敏度都要受損。

其實，只要是元素週期表上的物質（element），我們都可以在自然界找到，而我們是自然界的一員，因此，我們的體內元素也反應著這個週期表。所以，不管是不是重金屬，我們都是生來就帶著它。它在體內會造成問題，就跟其他物質一樣，不是太多，就是太少，它們各自影響對方，形成了體內營養元素的對抗與合作關係[9]。

另外，礦物質要被吸收利用需要依賴許多輔助因素。最普遍也最常見的問題就出在胃酸，礦物質必須在酸性環境中才能被分解利用，但是我們現在飲食不均衡，胃酸常不足，還常吃胃藥中和胃酸，礦物質當然無法吸收。

礦物質要被利用，很需要油和水，但現代飲食這兩樣營養元素常常攝取量異常地低，一種沒吸收或者分量不足，其他的就全倒。這些屬於金屬的礦物質一失衡，重金屬的量就可能會水漲船高。

除了飲食不均衡外，我們還常常不分清紅皂白地吞一大堆礦物質和維生素。如鎂跟鈣是敵對關係，鈣一補多了，鎂就流失，鎂一流失，跟它有合作關係的錳就會跟著流失。錳對神經系統很重要，因此它常被用於治療老年失智症或精神分裂症。此外，貧血時不找出引起貧血的根源，卻隨便服用大量的鐵劑，也非常容易引起礦物質的失衡。

除了自己亂吞礦物質，我們的牙膏中，也常常添加礦物質氟[10]。氟和硒是合作關係，當氟增加，硒就增加。硒和鎘又有合作關係，所以硒一增

註9：參見《要瘦就瘦，要健康就健康——把飲食金字塔倒過來吃就對了！》一書，第74頁至77頁。

註10：氟對人體與神經系統的影響，在《中國與傷身水源的搏鬥》（*China's battle with crippling waters*）這支記錄片中，有令人震撼的描述。http://www.youtube.com/watch?v=w9XzFQVi6ms&feature=youtu.be。此影片的作者為牙醫大衛·甘乃迪（David Kennedy），他是國際牙醫與毒物學院的前主席。影片中顯示了氟與農藥的副產品（by-product）污染水源後，對牙齒、筋骨，與智力和神經系統的嚴重損害。他在影片中說明了，中國有上千名醫界與科學家致力於降低飲用水中氟含量的努力。

加鎘的吸收就會增加。偏偏鎘這類重金屬又較容易被農作物、蔬菜、稻米所吸收，因此當氟增加時，就連帶造成身體對鎘吸收的增加。同樣的道理，硒也同時會影響與它有合作關係的鉛，硒增加鉛也就跟著增加。

就因為我們日常攝取的礦物質本身就有可能同時是重金屬，因此，當體內礦物質失衡時，常會引發這類自發性的重金屬累積。

2. 能量供給不穩定：

除了礦物質失衡會造成體內自發性重金屬累積外，能量供給不穩定，也會導致自發性的重金屬累積。

要表達體內能量供給與重金屬中毒之間的關係，老年失智症是最好的例子。

體內重要的抗氧化物質穀胱甘肽（glutathione, GSH）是排除體內過多汞（Hg）的重要物質。穀胱甘肽可以與汞結合，形成 GS-Hg，讓它的毒性減低，排出體外。穀胱甘肽是一種抗氧化物質，因此當體內因壓力大、脫水、血糖掉到谷底，讓抗氧化需要高升時，穀胱甘肽被氧化的過程便會增加，保護身體不受過多自由基的傷害。被氧化後的穀胱甘肽，就變成了穀胱甘肽氧化型（glutathione disulfide）GSSG，這個物質要還原為 GSH，才能繼續除汞。這個還原的動作，需要的就是能量（見圖 21）。

如果我們的血糖大力震盪，糖一下很多，一下又沒有，糖所提供的能量，也就一下很多，一下又沒有。這時，如果身體又沒有習慣燒油做備用能量，那麼在糖少，酮體也少的情況下，能量就會不足。沒有了能量，GSH 就不能及時與汞結合，排出體外，這時，體內的汞就會開始累積（見圖 22）。

當汞含量高升到一個程度時，它就有毒性。加拿大的卡爾加里大學醫學研究團隊（University of Calgary Faculty of Medicine Research Team）曾做過

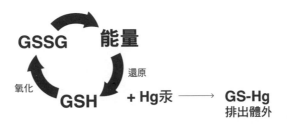

圖21：穀胱甘肽可與汞結合把汞排出體外

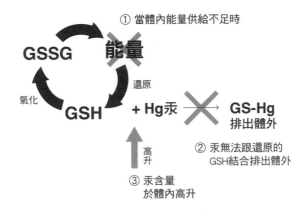

圖22：被氧化的穀胱甘肽在能量不足時，就無法還原為穀胱甘肽，再與汞結合排出體外

一個實驗，將與人腦非常相似的蝸牛神經細胞分離出來，讓神經細胞健康成長。接著，他們在這個細胞的培養液中點入汞，只需三十分鐘，就可以明顯看到神經細胞開始衰退、萎縮[11]。這就是老年失智症中最顯著的病

註 11：蝸牛神經細胞因為汞萎縮的整段過程都錄製在這段二分鐘的影片中。網址是 http://www.youtube.com/watch?v=73XyJq9Z3-k。

徵——神經纖維糾結（tangling of microtubules）。神經糾結後，運作就會有困難。

　　由於穀胱甘肽不只能排除一種重金屬，因此確保 GSH 還原過程，就變成人體中預防重金屬累積的重要措施之一，而這個過程最需要就是能量。如果我們不能穩定供給能量，神經最終一定會被破壞。想要能量供給穩定，唯一的方法就是讓血糖持平，血糖想平衡，只有均衡飲食才能辦得到。難怪在現代不均衡的飲食形態下，老年失智症的得病年齡，會年年下滑得如此快速 [12]。

補牙、疫苗都可能讓重金屬累積體內

　　我們環境中的重金屬含量愈來愈高，它的來源很多，如水管、油漆等。現在許多電器中也載有重金屬，如電視機和電腦螢幕的鉛含量都很高，一台有時可達二至四公斤。LED 螢幕燈管中，還含汞。且台灣是到公元二〇〇〇年才禁止含鉛汽油的使用。除了大環境中的重金屬外，以下外來的重金屬，對身體造成的傷害，也是直接且永久：

1. 疫苗：

　　疫苗中所使用的防腐劑，就含汞。

　　二〇一三年一月美國聯邦疫苗傷害賠償計畫（The Federal Vaccine Injury Compensation Program）——也就是大家所謂的疫苗法庭（vaccine court）——同意賠償兩名自閉兒童因疫苗所引起的終身傷害，賠償金額高

註 12：有許多研究亦證實，自閉兒的腦部傷害，部分可能也來自於以上的腦部能量缺乏機制。

達上百萬美金。這在美國是首例,政府以行為說明了疫苗導致精神疾病的危險性。

疫苗中的防腐劑為硫柳汞(Thimerosal),美國食品藥物管理局(Food and Drug Administration, FDA)在他的網站上說明了,近年來研究發現即使微量的汞,都對神經系統有重大的毒害,因此FDA正與疫苗廠商合作,以降低硫柳汞的使用。

原本聯合國環境計畫組織(United Nations Environment Programme, UNEP)也曾提出「禁止含汞疫苗防腐劑協定」(intergovernmental negotiating committee to prepare a global legally binding instrument on mercury),但二〇一二年底卻被為硫柳汞背書的美國小兒科學會(American Academy of Pediatrician, AAP)大力反對。二〇一三年一月,聯合國做出決定,推翻原本提議的協定,含汞疫苗生產依舊受保護。

硫柳汞於一九三〇年開始於疫苗中做為防腐劑,以防止疫苗在生產時受病菌污染。硫柳汞有五〇%的重量比為汞。雖然現在美國有許多六歲以下兒童疫苗的硫柳汞已經完全移除,但美國食品藥物管理局表示,這不代表美國以外的國家有提供此類疫苗。不只如此,多數那些三合一、六合一類的疫苗,都還是必須摻有微量的硫柳汞。除此之外,流感疫苗依舊也含有硫柳汞[13]。且多數疫苗,除了硫柳汞外,還含有許多其他種類的防腐劑和添加劑。疫苗的用意極好,但它就跟任何加工食品一樣,最終會進入身體影響整體生理運作,所以我們必須注意它的成分原料是否對人體有傷害。

註13:疫苗是否含硫柳汞的資訊請至下列網站查詢。http://www.fda.gov/BiologicsBloodVaccines/SafetyAvailability/VaccineSafety/UCM096228。

打疫苗真的是必需的嗎？

多數疫苗，除了硫柳汞外，還含有許多其他種類的防腐劑和添加劑。在疫苗這個議題上，我認為如果我們只專注在「到底疫苗裡有沒有會危害神經的防腐劑或添加劑」，就根本沒有抓到重點。我們要問的是：「打那麼多疫苗做什麼？」

我們的免疫力不是與生俱來的。掌管免疫的細胞如白血球等，都要被送去學校學習，了解什麼是我們自我的組織（self），什麼是外來的組織（foreign）。學習如何分辨後，還要學習各種武藝去打擊外來的組織。因此，我們每一次感冒生病，都是免疫學校的學習機會。白血球會因此而認識這個外來的組織，也會因此了解要如何才能將它殺死（發燒），送出體外（流鼻涕、咳嗽）。有時，它們會因此而產生抗體，也就是按著這個外來組織，量身訂作一個武器，以後它再來，就可以立刻拿出來用，根本不給它繁殖的機會。

就是因為身體有這個神奇的機制，早年才會有看到有人出水痘，就把小孩送去跟生病的小孩接觸，為的就是要讓身體早早認識這個外來組織，形成抗體，不會在長大了以後才得，身體不認得，反應過大而危及生命。

早早取得學習與練習的機會，身體就能早早開始建立堅強的免疫系統。等到免疫系統成熟了，外來組織一進來，就會立刻被抓到，從抓到、殺死到排出，短短幾天，症狀不明顯。但是，成熟並不是跟著年紀而來的。成熟，是隨著經歷而來的。成熟，是靠著修正前面曾經犯的錯誤而來的。一個成熟的免疫系統，靠的就是練習。

但我們現在卻很吝於給予犯錯、學習與練習的機會，因此大家都只

養得出草莓族免疫系統。我們用各式殺菌產品想盡辦法把外來組織去除，免疫系統的學校連提供外來組織的範例都給不出來。好不容易有個學習的機會了，我們卻很喜歡用藥把這個學習過程整個打斷。再不然就是去注射疫苗，打一隻死的進去示範。

打疫苗就是給個示範，讓大家學習它長什麼樣，卻不給練習的機會。這就好像小獅子一輩子都只見過死的動物，出現一隻活蹦亂跳的動物時，卻要求牠第一次就把動物獵回來。養出的是草莓族免疫系統，結果就是大串成堆的過敏、發炎不止，和自體免疫系統問題。這不是免疫系統不想好好學習和練習，這也不是因為我們的免疫系統太弱了，這是我們從不給予機會學習和練習造成的。

所以，在選擇注射哪些疫苗時必須多方考慮，是否是真正需要這些疫苗。如果要注射疫苗，則最好選擇單一注射，不要合在一起注射，並要求不含硫柳汞的疫苗。如果有疑慮，給自己一點時間做研究，收集資料，以為孩子或自己做出最明智正確的選擇。

2. 補牙：

一九九一世界衛生組織就已經有資料顯示，人體與汞接觸最多的來源，便是補牙時所使用的汞合金（mercury amalgam）。

汞合金在磨擦與刺激後，會釋放汞蒸氣（mercury vapor）。如果把一個已填補進牙中二十五年的汞合金，放進攝氏三十七度左右的水裡（與體溫相當），也依舊會釋放出汞蒸氣。如果再用橡皮擦上幾秒，釋放的汞蒸氣就會增加，橡皮的擦力就好像去牙醫處洗牙時的刷力。如果牙醫用鑽頭去磨你的汞合金，那它所釋放的汞蒸氣就更高了。每次口腔溫度升高超過攝氏四十三度時，也會有同樣的結果。而攝氏四十三度只是一般熱咖啡的溫度。這些蒸氣所釋放的汞含量，是美國環境保護局所設的空氣汞含量標準的一千倍 [14]。

人體內的健康細胞上是有暗號的，這個暗號的名字是主要組織相容性複合體（major histocompatibility complex, MHC），細胞上有了這個暗號，它就被歸類於自我組織。但是，如果一個細胞沒有這個暗號，或是，這個暗號被改掉了，那身體的免疫系統就會攻擊它。當汞分子貼到正常細胞上時，半抗原（hapten）就會產生，相容性複合體就會被破壞，這個貼上汞分子的細胞馬上就被歸類於外來組織，免疫系統會開始展開攻擊，形成自體免疫系統疾病。

有鑑於汞的毒害，一九七五年補牙汞合金的製造商將合金中的銅量增加，稱之為銅合金，它立刻成為補牙新寵。美國牙醫協會（American Dental Association）聲稱它不會釋出汞。但歐洲的研究卻發現，它比原來的汞合金多釋出了五〇％的汞。它對神經系統的傷害，從多發性硬化症

註 14：從國際牙醫與毒物學院（International Academy of Oral Medicine and Toxicology）所製作的實驗影片中，可以看到清楚的例證。網址在：http://www.youtube.com/watch?v=9ylnQ-T7oiA&feature=youtu.be。

（multiple sclerosis, MS）這類神經自體免疫系統疾病的統計數字中，看得最清楚。美國一九七〇年到一九七五年有八千八百個多發性硬化症案例，但在銅合金產品上市後，單單一九七六一年中，就出現了十二萬三千個案例，成長了一二九七％。汞對神經的傷害，清楚可見。

台灣現在使用汞合金填補牙齒依舊很普遍，因為健保對於這類蛀牙填補物質還是有給付。台灣汞合金的牙填補物就是所謂的銀粉，在裝銀粉的罐子上，製造商就有標明汞會毒害神經。因此台灣懂得汞危害的牙醫診所，多只建議使用樹脂補牙。當蛀洞太深太大時，樹脂不易補或容易掉，可以使用瓷塊或金屬製作鑲嵌體（onlay/Inlay）。但是，這類選擇通常沒有健保給付，費用差了很多，因此讓很多人卻步。

在我的門診中，如果飲食調整一直無法修正礦物質失衡，其中一個原因便是來自於病患頻繁地與重金屬接觸，而汞合金補牙就是其中最主要的來源。汞合金不只會毒害病患，由於它會以蒸氣方式釋出，所以它同時也會傷害牙醫。就因為如此，移除汞合金跟填補汞合金一樣危險。大家最好到了解如何安全移除汞合金的牙醫診所處理[15]。

該怎麼做

想知道你有沒有重金屬過量的問題，進行組織含礦量分析（tissue mineral analysis, TMA）是最好的選擇。TMA 檢測時最常使用的人體組織就是毛髮。毛髮在生成時會接觸血液、淋巴與細胞內液，在這期間，它收

註 15：台灣和中國的此類牙醫可以在這個網站上找到。http://mercuryfreedentists.com/mercury-free-dentists.html。這類自然醫學整合牙科（holistic dentist），台灣也有許多先進，他們以宏觀角度在看牙與其他器官的關係，不只照顧病患的牙，也一併觀察病人的全身健康情況。

集了各式體內環境的資訊，尤其是礦物質的資訊，除此之外，連藥物攝取的資訊也會保留在毛髮中。

現今我們了解最有效移除重金屬的方式，便是螯合治療（chelation therapy）。螯合治療所施打的化合物能與體內重金屬結合，加速排出體外。美國食品藥物管理局所認可的排重金屬化合物台灣名為「佑得立」（calcium-disodium EDTA）。

不過，如果重金屬累積是自發性的，飲食不調整單靠螯合治療，並無法根除重金屬在體內累積的問題。不管是螯合治療或是平時排毒，重金屬在移除過程中，都必須先與體內礦物質結合才能排出，所以，這時一定要即時補充礦物質。礦物質的補充可透過高品質的保健品，而最安全也最全面的方法，就是喝正確方法熬燉的大骨湯。

9 藥物是神經症狀的掩埋場

　　藥物和營養幫助人體痊癒的方式是完全不同的。營養是用於支援痊癒過程，例如不同的油脂可以幫助加速發炎和消炎，因為發炎＋消炎＝痊癒。所以，如果發炎和消炎都加速了，痊癒的時間就縮短了。藥物則是用於打斷痊癒過程，如消炎藥的功用是把發炎的過程打斷，看起來症狀是消除了，但因為痊癒時需要發炎才可能修復，所以把發炎打斷，就等於把痊癒打斷。可以說藥物的功用就是哄騙身體、掩埋症狀，而非根治病源。藥物不但不能支援痊癒，而且它在排出前，還會造成營養的流失。營養流失至匱乏，便使得其他的症狀出現，讓原本就已經陷入困境的生理與心理環境運作，更加困難。

　　比如，我們可能因為害怕心臟病而吃了降膽固醇的藥，但是，降膽固醇的藥施德丁（statin）在排出體外時，會帶著 CoQ10 一起走。CoQ10 偏偏是幫助提供心臟能量的一種物質，所以降膽固醇藥物吃久了，CoQ10 就會流失過度，造成心臟能量不足，引起心臟病症狀。或者，也可能因為能量不足，而引起精神不好的症狀。所以吃膽固醇的藥，反而出現了心臟病。還有些人吃憂鬱症的藥，結果憂鬱症好了，卻出現了其他的情緒問題，比如有暴力傾向，或容易生氣，或是太容易興奮等。

　　就是因為用藥有這些問題，因此我們必須教育自己，入口的藥到底是如何在體內運作的。藥物可分為兩類，一種是心理藥物、一種是身體藥物。

心理藥物會影響神經傳導素正常運作

心理藥物對人體最大的傷害是影響神經傳導素的正常運作。當神經傳導素一不正常，我們就會像變了一個人似的，不只情緒會不正常，連性格都會有異。

心理藥物要愚弄腦子，最有利的工具就是抓著神經傳導素不放，這是什麼意思呢？神經傳導素如同前面所說，是從一個神經細胞游到另一個神經細胞的接收器上。等到對方接到訊息了，大部分的神經傳導素就會被原本的神經細胞藉由它的回收器（reuptake pump）回收，等待下次訊息來時再次使用（參見 67 頁）。

但當藥物介入時，這整個機制就會產生改變。抗憂鬱藥物血清素再吸收抑制劑（selective serotonin reuptake inhibitor, SSRI）就是典型的例子。大部分憂鬱症的病患多有血清素不足的情況，因此，這類藥物就是設計用以影響血清素的。

使用 SSRI 時，藥物會把神經細胞的回收器卡住，讓血清素無法回到原來的神經細胞被回收。於是回不去的血清素，只能再回到對岸神經細胞的接收器上，繼續作用。由於血清素抗憂鬱，因此憂鬱症狀就能因此而減輕。

問題是，如果我們長期使用這種藥物，神經回收時都見不到血清素，身體就會以為它不需要再製造那麼多血清素，而開始減少產量。那時，我們就開始會需要愈來愈大量的藥物才能達到原來的效果，我們稱這類特性為藥物的耐受性（tolerance），它也就是我們容易依賴藥物的原因。

一般影響神經、心理的藥物，都是透過與上述相同的機制操控不同的神經傳導素。

神經傳導素不能回收，結果就是身體自己以為不再需要這類神經傳導

素了，長此以往這類傳導素的製造量就會不足。如苯重氮基鹽（benzodiazepine）這類安眠藥、鎮靜劑（這類藥物包括了贊安諾〔Xanax〕、景安寧〔Kinax〕、立舒定〔Lexotan〕、戀多眠〔Lendormin〕、安定文〔Ativen〕等），操縱的是神經傳導素 γ-氨基丁酸（γ-aminobutyric acid, GABA）。GABA 是抑制型的神經傳導素，我們體內天然的神經安定劑，有放鬆肌肉的作用。但是，由於這些藥物並沒有將我們所需要的神經傳導素補上，所以它們都只能暫時減緩症狀，無法根本解決症狀的來源。長期使用，藥量勢必要增加，且上癮的風險很大，戒除時原本的問題便會比以前更誇大。

另外，治療過動症的藥物派醋甲酯（Methylphenidate），如利他能錠（Ritalin），專思達（Concerta）也是如此。這類藥物是用於治療過動、衝動，或無法專心的症狀，在美國，它在藥物的分級上，是跟安非他命屬同一等級的。美國緝毒局（U.S. Drug Enforcement Administration, DEA）將這類藥物分到跟安非他命同等級，最主要原因是依照其「容易依賴、上癮與濫用的程度」。在同等級藥物中，還包括了古柯鹼、鴉片、嗎啡和麻醉劑。但從一九九〇年到一九九七年之間，為了要跟進醫師開藥的速度，美國緝毒局核准的派醋甲酯生產配額增長了七〇〇％。在美國，有九〇％的此類藥物是開給兒童的。

但為什麼美國醫師要開這樣的藥物給兒童呢？多數美國醫師會開這類藥物給兒童，是為了要幫助他們改善學業。因為這類藥物可以算是興奮劑，攝取這類藥物會觸發神經傳導素多巴胺的大量釋放，多巴胺會讓我們感到快樂、滿足、樂觀、自信，就跟古柯鹼一樣。其實所有的興奮劑都有相同的功用，它們可以促使壓力荷爾蒙釋放，適量的壓力荷爾蒙能讓人增強體力、專心一意。興奮劑不只對孩子的工作表現有幫助，它們對成人也有同樣的效果，就像我們常使用咖啡、茶幫助提神一樣。所以這類藥物會

被用於協助孩童專心學習。

但使用興奮劑最大的問題就是，當神經傳導素多巴胺被耗盡時，「征服世界」的感覺緊接著就會轉變成強烈的憂鬱和疲倦。除此之外，就像喝咖啡會抑制食欲和影響睡眠一般，其他的興奮劑也有同樣的效果。因此，使用過動藥物的兒童短期內雖然可以看到少量的學業改進，但伴隨而來的即是憂鬱、疲倦、食欲減低、失眠。他們就必須開始使用其他的抗憂鬱藥物、失眠藥物。

像憂鬱、失眠、無法專心這類精神症狀，都是缺乏營養元素造成的，但藥物對營養元素的補充沒有任何貢獻，它只是強制將現有的營養元素在其接收器上多停留一會，以說服大腦它是足夠的。不幸的是，這個舉動卻會同時影響神經其他一連串的運作。因此，使用此藥物便可能出現許多精神、心理上的副作用，如無法表達情緒、緊張不安、憂鬱、無性欲等。

而且，操縱大腦的藥物，不只會影響大腦，它還會影響身體其他部位。

由於脂溶性物質比較能夠穿越血腦屏障，因此，用來影響腦部的藥物，幾乎都是脂溶性的。但問題就在，脂溶性的物質也同時能穿越胃腸壁，而且腸神經中的神經傳導素跟腦部一樣豐富，所以精神疾病藥物最常見的身體反應，多是集中在腸胃問題，如拉肚子、便祕、肚子痛等。當消化道一受影響，它就等於把我們營養補給的關卡給切斷了。因此，長期使用這些藥物後，還會緊接著出現更多的生理症狀，如頭暈、體重增加、性交時無法達到高潮、緊張不安、失眠、顫抖（tremor）。

吃心理藥物本是要治療心理症狀，但是隨之而來的，卻是一連串的生理問題。

SSRI 藥物的驚人使用案例

　　自閉症權威醫師博納‧林藍（Dr. Bernard Rimland）在他所著的《沒有邏輯的併發症》（*Dyslogic Syndrome*，暫譯）一書中，曾列舉出使用過動與抗憂鬱藥物驚人的自殺和他殺案例：

　　二〇〇三年十七歲的茱莉（Julie Woodward）在交友上出現了一點問題，在她參加社區團體治療時，那裡的醫師建議茱莉的父母給她抗憂鬱藥物。七天後，茱莉的父母在他們的車庫中找到上吊的茱莉。

　　二〇〇四年二十五歲的西西莉（Cecily Bostock）正在史丹佛大學研究所念書，由於焦慮與睡眠問題，開始使用帕羅西汀（Paxil，上述憂鬱症藥物的一種）。她的母親說西西莉在開始使用藥物後「完全變了一個人」，就在西西莉用藥的二十天後，她母親在廚房裡發現了她的屍體。西西莉用廚房中的長柄刀正對心臟刺了兩刀。

　　除此之外，凱特琳（Caitlin McIntoch）十二歲，在使用 SSRI 七天後，用鞋帶在學校的女生廁所上吊自殺。馬特（Matt Miller）十三歲，在使用第七粒 SSRI 後，於臥房的衣櫃中上吊自殺。麥克（Michael Shivak）十一歲，在使用 SSRI 後於上課時割腕自殺未遂。

　　一九九八年五月二十日，十五歲的凱布藍（Kipland Phillip Kinkel）於家中槍殺父母後，隔日在奧勒岡州的德斯頓（Thurston）高中掃射，造成兩名學生死亡，二十五人受傷。案發當時，凱布藍正在服用抗憂鬱藥物百憂解（Prozac）和過動藥物利他能。

　　一九九九年四月二十日，美國著名校園槍擊慘案其中槍擊者之一艾力克（Eric Harris），在槍殺了十三名受害者後，於克羅拉多的科倫拜（Columbine）高中自殺。案發時，艾力克正在服用抗憂鬱藥物無鬱寧

（Luvox）。

一九九九年五月二十日，在科倫拜校園槍擊慘案發生的隔月，美國喬治亞州繼世（Heritage）高中也發生了同樣的慘案。十五歲的槍擊者湯瑪斯（Thomas Solomon）帶著他從繼父那裡偷來的手槍與步槍，對著同學掃射，傷及六名學生。案發當時，湯瑪斯正在服用利他能。

除此之外，傑夫（Jeff Weisse）十六歲，於明尼蘇達（Minnesota）槍殺了十人之後自殺，當時他亦正在服用利他能。十四歲的羅德（Rod Mathews）用棒球棍將同學打死，羅德從九歲就開始服用利他能。十六歲的班（Ben Garris）將他的學校諮商老師用刀刺到死，當時他正在服用抗憂鬱藥物。同時也是十六歲的傑瑞（Jarred Viktor）向他的祖母刺了六十一刀，在案發的十天前，傑瑞才剛開始服用抗憂鬱藥物帕羅西汀。十四歲的克莉斯汀（Kristine Fetters）將她最心愛的曾姨媽刺死時，她也正在使用抗憂鬱藥物。

就是因為以上的案例，英國禁止兒童使用 SSRI 類藥物，而美國在英國禁用一年後的二〇〇五年，指示藥廠在藥物說明書上加上醒目的警語，警語第一行即是「短期研究證明孩童、青少年使用此類藥物可能會有引起自殺的危險。」[16]

註16：美國藥物管理局列出可能會引起自殺行為的抗憂鬱藥物的藥名，可在以下網址查到：http://usgovinfo.about.com/gi/o.htmzi=1/XJ&zTi=1&sdn=usgovinfo&cdn=newsissues&tm=56&f=10&su=p284.13.342.ip_&tt=2&bt=1&bts=14&zu=http%3A//www.fda.gov/cder/drug/antidepressants/default.htm。

身體藥物常造成營養元素流失

身心是一體的，因此心理和腦部的藥物可以影響身體其他部位的運作，而身體的藥物也同時可以影響腦部運作。

藥物對身體來說都是毒，所以它一定要被排出，但在排出前，必須先結合營養元素，才能順利排出。因此，每一種藥物都有使體內營養元素流失的特性。表9是常見藥物會造成流失的營養元素。

這些重要礦物質與維生素，都是神經電流能夠順利傳導的重要元素。沒有了它們，神經運作就會有困難，我們就會出現神經、心理及精神症狀。

表9：藥物造成的營養元素流失列表

使用藥物	流失的營養元素
抗生素	維生素B、維生素K
血糖藥	CoQ10、維生素B12、葉酸
消炎藥、止痛藥	鈣、鉀、鋅、硒、鉻、鐵、鈉、維生素D、維生素C、維生素B6、維生素12、葉酸
降膽固醇藥	CoQ10、銅、鋅、鈣、鐵、維生素A、D、 E、K、維生素B12
血壓、心血管藥	鈣、鎂、鉀、鈉、鋅、磷、維生素B1、B6、C、CoQ10、葉酸。由於這類藥常有利尿功能，因此對體內電解質的影響極大，電解質即是神經用於導電的離子
中和胃酸藥	鈣、磷、葉酸、鉀
避孕藥、荷爾蒙代替治療	鎂、硒、鋅、維生素B6、B1、B2、B3、B6、B12、C，避孕藥還常常會打亂腸道菌種的平衡
痛風藥	鈣、鈉、磷、鉀、維生素B12、胡蘿蔔素

除了造成這些重要的礦物質和維生素流失之外，藥物也會將重要的生理元素合成管道切斷，導致生理與心理問題。降膽固醇藥物就是一個明顯的例子。

膽固醇是我們肝臟合成的天然物質，它在體內的功用不勝枚舉，它可以支撐細胞膜，讓我們的皮膚亮麗光滑。它也是膽汁的原料，沒有膽汁，不管吃了什麼油，我們都不能分解，包括高級高貴的魚油在內。它同時是神經外皮髓鞘與我們固醇類荷爾蒙的原料。腦部組織則有半數以上都是以膽固醇為原料。最常見的降膽固醇藥物，是將膽固醇合成過程中的 HMG-CoA Reductase 酵素關閉，當我們把這個酵素一關，它關閉的也是皮膚彈性、膽汁的品質、神經的傳導、固醇類的荷爾蒙，以及腦部的組織結構。膽固醇可說是固醇類荷爾蒙的母艦。從它，能夠分支出黃體素、皮質類固醇、醛固酮、皮質醇、女性荷爾蒙、男性荷爾蒙等荷爾蒙（見圖 23）。

當膽固醇這個母艦陣亡時，下游所有以它為原料的荷爾蒙，都一起全數陣亡。被這些荷爾蒙所影響的生理症狀有生育、消炎、血壓、血糖、睡眠、性功能、肌肉運作等。這類荷爾蒙，是從腎上腺和生殖腺製造出來的，如果透過下視丘—腦垂體—腎上腺軸線、下視丘—腦垂體—生殖腺軸線，它們也全都可以回來負面影響情緒和神經系統。所以美國食品藥物管理局於二〇一二年開始規定，降膽固醇施德丁藥物的標籤上應警告使用者，它有傷害腦功能（cognitive）的風險。

除了降膽固醇藥物外，中和或關閉胃酸類藥物，也會影響體內重要合成物質的產量。這類關閉或中和胃酸的藥物，對情緒所造成的副作用，可說是數不勝數。胃食道逆流、脹氣、打嗝是胃酸過少而非過多引起的（參見 87 頁），但現在大家只要一有上述症狀，就吞中和或關閉胃酸的藥物。

胃酸除了用於分解蛋白質外，其實礦物質的吸收也是靠它。現在我們把胃酸消滅掉了，蛋白質和礦物質就開始分解、吸收不完全。問題是，我

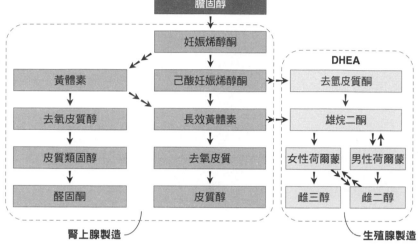

固醇類荷爾蒙合成路徑

膽固醇

妊娠烯醇酮

黃體素　己酸妊娠烯醇酮　　DHEA　去氫皮質酮

去氧皮質醇　長效黃體素　雄烷二酮

皮質類固醇　去氧皮質　女性荷爾蒙　男性荷爾蒙

醛固酮　皮質醇　雌三醇　雌二醇

腎上腺製造　　　　　　　　　　　生殖腺製造

圖23：膽固醇會影響的荷爾蒙種類

們的神經傳導素都是以蛋白質的最小單位胺基酸為原料，且神經要導電，非電解質（帶著正負電的礦物質）不可，所以把胃酸關了，就同時也把全身充電的神經機制一起關閉了。這就是為什麼多數的胃酸藥物副作用上都會標明，長期使用會引發情緒與精神改變的原因。

胃酸不足的症狀很容易辨識，它包括了：

放屁、大便味道像腐屍、胃食道逆流、指甲、頭髮易斷裂、各式骨骼肌肉問題、常得胃潰瘍或腸胃炎。

這種營養流失的特性，不只存在於西藥的使用中，濫用保健品也可能造成同樣的結果。因為營養元素之間存有複雜難解的對抗和合作關係，因此，一個多了，另一個可能就會開始變少，造成失衡。所以，營養元素只要一獨立、大量、長期使用，就是「藥用」。因此，在根本還不了解身體

是真缺某種元素，還是它是因為少了輔助因素才無法被利用前，就濫用保健品，雖然它是天然的，也依舊會使我們的營養失衡。營養一失衡，心理或生理症狀就跑不掉。

　　所以，如果要身心真正回復健康，在痊癒過程中即使要藉助藥物，也不要忘記，最安全、強大、全面的藥物，其實就是食物。適時地食補和讓消化道痊癒，在試圖回復心理健康時，是最有效的治療策略。

該怎麼做

　　藥物力量強大，因此用對了能救命，用錯了會要命。所以，要用藥，我們就必須有以下的認知：

1. 了解藥物是自己的責任：

　　當我們使用任何力量強大的機器時，都會想先去了解它，翻閱說明書，注意使用須知與危險。在使用機器時，使用的人就應該是了解機器的人。藥物力量強大，因此我們更必須要了解它，使用藥物的人，才應該是了解藥物的人。所以，了解藥物並非只是醫生的責任，而是我們自己的責任，因為我們才是使用它的人。

　　在使用機器前，我們都一定會評估什麼樣的情況下，適用什麼樣的機器。在用藥前，我們也應該先研究自己的疾病，再去了解藥物的作用是什麼，最後評估它們是否能發生作用。比如，感冒如果是病毒感染，吃抗生素就不適用，因為抗生素只能殺細菌，不能殺病毒。

2. 注意身體感覺和情緒改變：

　　由於每一個人的體質不同，所以同一種藥物在不同體質的人身上，都

會有不同的藥物反應。就是因為如此,使用藥物時,就必須特別注意自己對藥物的反應。當病患使用我所開的保健品時,我都會要求他們回報反應,有些人還會記錄自己服用的反應。這樣,我才能有效幫他們調整保健品種類、劑量,還有服用時間。我認為,使用藥物時,病患應該記錄自己的身體感覺反應與情緒反應,才有依據與醫師溝通。

3. 同步食補:

藥物跟食物對於生理運作,有兩個最大的差別。一是,食物是協助生化運作,而藥物則是打斷生化運作。二是,食物進入體內後,補充的營養能再幫助其他的營養發揮效用。但藥物是毒物,所以它不但不補充體內所需的營養,當身體要排毒時,還必須讓它跟重要營養元素結合,才能排出,所以藥物不但不能補充營養,它還會造成營養的大量流失。

因此,在用藥的病人,要比一般人吃得更營養、更均衡。不只如此,長期用藥的人,必須了解自己的藥物會讓哪些營養元素流失,以額外補充[17]。

4. 診斷不等於治療:

如果診斷只是為了用藥,而非移除支持疾病的生態環境,那麼,診斷就不等於治療。所以,我們應該要了解,知道自己得什麼病很重要,因為它有助溝通;了解自己的藥物很重要,因為它決定了藥物是否適用。但是最重要的,應該是找到如何建立一個不同環境的方法,去支持健康,而不再支持疾病。這才應是治療的重點,做為一名病患,我們不能失去治療的焦點。

註17:在作者部落格「sara 的食食課課」中,有一系列文章,介紹哪些藥物會造成體內哪些營養元素流失,可供參考。網址是 http://blog.shishikeke.com.tw。

用藥前應該知道的事

在我們使用藥物前，應該要先明白在美國藥物核准的過程。美國食品藥物管理局在核准藥物前，只會要求藥廠提供六個星期的藥物治療效果數據。在六週內，只要藥廠能證明此藥物是安全、有效的，就批准產品上市。

我們必須明白，藥廠的財務健康並非建立於人民的健康上，它們是建立在人們的疾病和痛苦上的。所以《新英格蘭醫學期刊》（*New England Journal of Medicine*）才會報導：「五一％的批准藥物都伴隨著批准上市前沒有發現的嚴重副作用。」所以現在歐洲憂鬱症的治療，如色胺酸這類安全、有效的天然營養元素依舊是首選，但它們在美國卻很少被提倡，主要原因就是天然的營養元素無法取得專利，人人可以生產，利潤也就不足。除此之外，精神疾病這類營養匱乏的病症我們會首先選擇「藥用」而非「食用」，跟醫生所受的營養教育有限也有很大的關聯。

美國藥廠在美國本土可說是賺飽了，它們下一個大餅即是中國。我在中國做研究時，有曾在美國受訓的優秀中國精神科醫師跟我抱怨，在美國開七日的藥物療程，到了中國直接加倍延長成十四日。那時，上海市上級因為學校自殺人數上升，曾想要求精神科醫師到學校檢測學生精神狀態，再依症狀開藥。還好後來保護學生的健康從業人員即時剎車，不然後果不堪設想。

治療精神疾病的藥物能夠直接影響腦部，因此它有可能會改變我們的情緒、感知、思想，甚至性格，但沒有人說得準，藥物會往好的方向影響，還是會往壞的方向影響。這就是為什麼說，診斷如果只為用藥，它不等於有效的治療策略，因為診斷不等於痊癒。

10 跟著太陽走神經就能確保健康

陽光會直接影響我們的情緒。

日照以兩種方式影響著我們的心理健康，一是對光敏感的神經傳導素的平衡、一是維生素 D 的製造與生成。

不曬太陽失眠憂鬱一起來

日曬不足跟憂鬱症有緊密的關聯，是因為我們天然的抗憂鬱神經傳導素血清素在體內的製造量，是跟著日照走的。血清素是褪黑激素的前身，而褪黑激素是讓我們想入睡的神經傳導素。所以，它們兩個的量就像翹翹板一樣，你高我低、你低我高。日正當中時，血清素的產量應該到達一天裡的最高峰，以幫助我們提振精神、有好心情、積極樂觀地過日子。隨著太陽偏斜，日照減弱，褪黑激素的量就會增加，血清素的量開始減少。當太陽下山後三小時左右，褪黑激素的量達到最高峰，一個健康、平衡的人，在這時就會開始很睏很睏（見圖 24）。

如果我們日照不足，血清素的製造就會跟著不足，結果引起憂鬱。這就是為什麼當天空灰灰濛濛時，或在日照較少的季節裡，我們比較容易心情鬱悶。也因此，在冬天裡得季節性情緒失調（seasonal affective disorder）的人數常會突然大增。

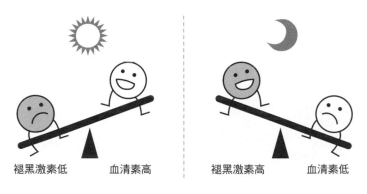

褪黑激素低　　血清素高　　　　褪黑激素高　　血清素低

圖24：血清素和褪黑激素是隨著陽光決定產量

太陽製造的維生素 D 對人體才有用

日照不足時，除了會讓上述的神經傳導素翹翹板失衡，它的不足，還會影響維生素 D 的製造。

當太陽光的短波紫外線（UVB）夠強時，照射皮下的膽固醇，就能製造出維生素 D。維生素 D 經皮膚進入肝和腎，轉換為活性維生素 D，也就是骨化三醇（calcitriol）。所以，維生素 D 嚴格說起來，不能算是維生素，因為我們體內即可合成。它比較像是荷爾蒙，它的接收器幾乎遍布全身，最重要的地方有腦、心、皮膚、生殖腺、乳房。活性維生素 D 在體內的工作很繁重，它最為人知的工作就是幫助鈣質吸收，較不受人注意的功能，便是對神經的影響。

維生素 D 幫助鈣質吸收的功能，會大大地影響神經電流的傳導。在神經電流生成時，最重要的電解質就是鈣。沒有它進出細胞膜，電流無法產生，神經訊息便無法傳導。當神經訊息無法傳導時，我們就無法做我們想做的事，我們的思想與行為中間，就老是會出現斷層，令人挫折不已。維生素 D 對神經訊息的影響，還包括它協助神經傳導素的合成。

近期許多研究指出，維生素 D 有增進神經生長因子（nerve-growth factor, NGF）的可能。神經生長因子能確保神經細胞的生存，它也能促進神經細胞的生長與再生，對髓鞘有修補作用，是神經再生研究中的一大希望。

該怎麼做

人類的維生素 D 有兩種來源，一種是從飲食中攝取，另一種是日曬。但是，我們的工作形態在過去一百年來有了重大的轉變，多數人的工作從室外務農，變成室內坐辦公室，日照早已不足，再加上近年來對日曬危害的宣導，結果讓大家更不敢曬太陽。偏偏，我們九〇％的維生素 D 都是從日曬中取得，這就是為什麼有那麼多人拚命補充維生素 D，但在沒有適度日曬下，維生素 D 的數值卻依舊高不起來的原因。所以，每天找時間適度日曬，我們才有可能取得足夠的維生素 D。維生素 D 對神經系統的運作有這麼大的影響，日曬對情緒的影響也就可以想見。

春夏季的日照強度高，由於維生素 D 不但能儲存在肝臟中，它還能儲存在大腦裡，因此春夏季增加戶外活動量，能增進維生素 D 的產量與儲存量，以備秋冬季日照不足時所需。

如果你因為離鄉背井到了一個緯度比家鄉高很多的地方，那麼，陽光的強度當然不比家鄉，所需的日照量就要增加很多，才能取得和在家鄉時等量的維生素 D。記得，一天當中，當你的影子愈短時，日照能轉換成維生素 D 的能力就愈強。

很多人的工作讓他們無法有足夠的日照，如值夜班的人。如果你有這類情況，記得要多補充維生素 D 豐富的食物。記得，維生素 D 是脂溶性的似膽固醇物質（sterol-cholesterol like），因此如果飲食中沒有均衡攝取油

脂，或是沒有健康的膽汁可以分解，那對它的吸收就不利。也因為如此，維生素 D 在食物天然的設計中，總是會跟著高膽固醇含量一起來，如肝臟、蛋、蠔、魚子、全脂奶製品、深海魚類等。如果你食用的是這類食物的低脂食品，那天然維生素 D 一定一起跟著脂肪被拿走了，所以這類產品通常都還要另外再添加維生素 D。一般魚油和魚肝油最大的差別，就是從魚肝取出的油，維生素 A 和 D 的含量較高。同樣的道理，除了魚之外，一般動物的肝臟裡，也都蘊藏著大量的維生素 D。

由於植物沒有膽固醇，它們有的是麥角脂醇（ergosterol），因此，經日照後它們所生產的是維生素 D2（ergocalciferol），而非人體活性維生素 D 的前驅物維生素 D3（cholecalciferol），因此，攝取植物性維生素 D 與動物性維生素 D 是有差別的。

日照不足的人除了可以在飲食上增加維生素 D 的攝取量外，還可以藉助全面光譜的光療產品（full spectrum light）補充日照。

第三章

心理排毒，從接受情緒開始

1　情緒是保護自己的工具

　　內在環境是我們身心健康的基石，想要把它照顧好，靠的就是身體感覺。我們的內在環境狀況如何，身體感覺能為我們引路，給我們預警，讓我們做出應變。因此，如果我們重視身體感覺的生理警訊，如血糖平衡、營養均衡、脫水與否、腸胃症狀，我們就能即時扭轉身心健康的走向。但是，上天當初不只配給了我們這一份禮物，它同時附贈了另外一份禮物，那份禮物，就是情緒。

　　心理情緒和身體感覺一樣，都是我們與環境的重要介面，為我們提供重要的環境資訊。就因為情緒是重要介面，能提供環境中的重要資訊，所以當我們忽視心理情緒時，就不能適度應對環境、保護自己。不但如此，當我們不接納情緒時，還可能會傷害自己。比如，當別人說話冒犯了我們，我們會有情緒產生，如果我們不正視這個情緒，就無法保護自己，並且透過行為教育他人應該如何對待我們。

　　同時，由於情緒源自於體內，如果我們不接納、重視它，它便會停留在體內，變成心裡的毒，心裡的毒透過下視丘—腦垂體—內分泌的軸線，就會以生理化學影響我們的內在環境、身體健康。所以，跟身體感覺被忽視的後果一樣，如果情緒不被重視，那我們的內在環境，以及我們與外在環境的互動（與他人之間的關係），就都要付出代價。因此，人心裡的毒要即時排解，身心才能得到真正的健康。心理的毒排解，靠的就是嘴這個重要器官。如果我們能有效表達與溝通情緒，心理的毒就能順利排出。再

加上辛勤管理自己與他人的行為，我們便能確保心理的毒累積頻率愈來愈小。

　　情緒與身體感覺一樣，是從身體組織裡生成的，它生於一個我們意識管不著的地方，所以也可以說是我們的潛意識。當情緒由潛意識形成後，就往意識中移動，情緒中夾帶的是環境裡的資訊，如「有人說話不禮貌冒犯了我」、「體內資源缺乏所以很煩躁」。因此，當情緒進入意識時，如果人有肯定情緒的好習慣，這時，他便能對環境做出最精準的判斷，確保生存的優勢。這整個機制的目標，都是為了生存而設。但是，人生在世，不只是求生存，因此除了偵測有利與不利生存的情緒外，人也有忠義、仁愛等情緒，所以我們才能夠做出犧牲自己、完成他人的決定。這種決定，並非源自於意識，這種決定，是來自於能左右意識的自由意志。因此，意識能確保我們生命中的生存條件，而自由意志則能帶給我們生命意義。

　　如此一來，當我們了解要如何把情緒和感覺這兩個天賜的禮物當工具使用，再加上管理自己與他人的行為，不忘運用自由意志，這樣我們與外在環境互動時，不但是健康的，而且是快樂、有意義的。

2 肯定感覺和情緒是疾病扭轉的開始

內、外在環境對我們的刺激，讓我們產生身體的感覺與心理的情緒。

感覺與情緒位於內、外環境之間，為我們收集情報，防衛保護我們、引導我們的行為，讓我們為自己創造最佳的生存環境。但是，在我的經驗裡，只要是人，沒有不害怕感覺和情緒的，尤其是痛苦的感覺、情緒。這個現象，中外皆然，各民族對他們恐懼的表達即使有所不同，但骨子裡卻是一模一樣的。我們會害怕感覺、情緒是可以理解的，因為它的出現常常伴隨著痛苦的經歷。可是，這些我們今天極度害怕的感覺、情緒，當初其實是我們救命的工具。

就拿人類最古老的情緒——恐懼——為例，如果我們沒有恐懼，在叢林裡見到了老虎，就不知道要害怕，而不懂得怕老虎的人，不會逃跑或搏鬥，所以都被吃掉了，這樣的人基因無法傳給下一代。漸漸地，擁有各式各樣情緒的人，才能在不同外在環境的情境下生存。我們各式各樣的情緒，就是這樣演化而來的。可以說，在打獵老祖宗的時代裡，了解與肯定自己情緒的人，生存機率要比那些不理解自己情緒的人高很多。

所以，人類的情緒產生跟感官形成一樣，都是為了保護我們而存在的，它們讓我們知道什麼是安全可接近的、什麼又是危險該逃避的。就好像我們擁有「熱」的身體感覺，所以當我們摸到火，就知道要收回而不被燙傷。因為感官和情緒同樣是生理運作的結果，所以它們也常常合作。

比如，老祖宗沒有超市，必須用味覺去辨識什麼可吃、什麼不可吃。

自然界裡有甜味的，多半沒有毒，且糖分代表了能快速取得的能量，因此當我們嚐到甜味時，腦子裡就跟著釋放神經傳導素，讓人出現愉快美好的情緒。以後我們看到同樣的食物，就會想起同樣的情緒，就會想吃它。由此可知，我們情緒和感官的功能是一樣的，它們都是用以告訴我們，什麼行為可以重複，因為它對生存有利，什麼行為要避免，因為它對生存有害。

後來人類社會有了巨大的演變，大部分人離開了大自然，住進城市，我們不再面對猛獸，而是與人群居。我們不再需要與猛獸搏鬥或逃跑，結果一下子不知道該拿自己的情緒做什麼。我們的食物也產生了巨大的轉變，大家不再需要冒著生命危險以感官辨識食物的可食性，想吃什麼超市晃一圈，全部都買得到。就因為我們好似都不需要靠感官、感覺及情緒就能生存，因此大家都忘了要如何使用它們。

住在現代社會的我們，看似不用再與外在環境搏鬥，但事實上，群居生活所帶來的壓力、人際之間的競爭，都是我們面臨的新挑戰。我們今日的生存依舊不斷受到威脅，慢性病和心理疾病年年高升就是最佳的證明。而我們的生活品質愈來愈糟、離健康愈來愈遠最大的原因，就是因為我們不再肯定自己身體的感覺和心理的情緒，不懂得運用它們做為自己的工具。其實今日與往日沒有什麼不同，我們與老祖宗都一樣，了解與肯定自己感覺與情緒的人，會活得比那些不這麼做的人要好很多。

情緒不必管理只需接受

在生理、心理領域走一遭，我認為大家共通的問題，就是以為感覺和情緒可以被控制。有人哭，我們愛說「不哭不哭。」有人生氣，我們愛說「不氣不氣。」有人擔心，我們愛說「不擔心不擔心。」小時候摔倒了，我

們說「不痛不痛」；人長大了，就直接「止痛藥止痛藥」。但，情緒跟生理的感覺一樣，它們的生成源自於一個我們意識管不著的神經機制。它們想來就來，想走才走。可是終其一生，多數人都費盡心力，想要掌控它們、掩飾它們、壓抑它們，或是躲避它們。而且大部分的生理與心理健康從業人員，都以為自己的責任就是根絕痛苦，但是，痛苦源於個體，如何根絕？

　　就是因為情緒跟感官一樣，它出不出現，我們其實沒有辦法控制，所以還未被教育要如何壓抑的嬰兒，從來不掩飾他的感覺和情緒。我們掐小嬰兒一下，他才不管現在是不是適當的場合，也不管掐他的是不是他老媽的老闆，他覺得痛想哭，就是縱情地放聲大哭，誰的面子都不賣。但是在長大的過程中，我們學會了如何掩飾它們，把它們埋起來，騙自己它們都已經消失了，結果反而讓問題更加複雜。

　　來找我的生理與心理病患，多數已經掩飾自己的感覺和情緒好久了。胃痛的吃了十多年的胃藥，心痛的也試了各種方法告訴自己其實並不痛。有時心痛是因為身體感覺被壓抑太久形成的，而胃痛是因為心理情緒被否定太久造成的。不管如何，最後他們都必須向外求助，因為他們再也騙不了自己。

　　很多人出現在我門診時，第一個問題通常都是「要怎樣才能不痛？」我沒有答案，因為感覺和情緒的生成，我們根本沒有掌控權。所以，我只能教病患學著問另外一個問題，那就是「我為什麼會痛？」因為，我們想要痊癒，就不能掩蓋感覺和情緒。痊癒，只能靠感覺和情緒領路，只有它們才知道「我們為什麼會痛」的答案。所以，要健康，我們唯一的選擇，就是接納和肯定自己的感覺和情緒。

美好和痛苦的情緒都各有任務

我們感覺和情緒的存在，是為了讓自己與外在環境之間的界限得以確立。這世界上所有界限，都是用於保護自己的，像與鄰居之間的圍牆，像與鄰國之間的國界。沒有了界限，我們連何時被侵犯了都不會知道，當然更不會保護自己。而防衛我們與外在環境之間的那道牆，就是感覺和情緒（見圖1）。

當我們被蜜蜂叮了，我們會痛，沿著痛的感覺，我們會找到被叮的地方。當我們被他人冒犯，我們會不高興，沿著這個情緒，我們會找到自己哪裡被冒犯。因此，可以說，在現代社會中，身體感覺的產生是為了保護我們的生理界限，而心理情緒的生成，多是為了保護我們的心理界限。

當我們被侵犯時，如不高興、傷心、失望、難過等痛苦的情緒，就會透過下視丘─腦垂體─腎上腺軸線影響全身。這時，壓力荷爾蒙釋出，身體就會出現以下的壓力反應，如心跳加速、血管收縮、血壓、血糖上升、口乾舌燥、喉嚨像被鎖住、吞嚥困難、消化系統及所有與繁衍相關的系統

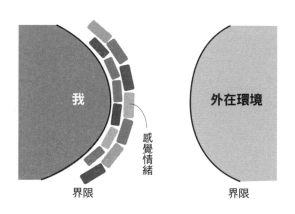

圖1：我們的感覺情緒就是我們與外在環境的界限

關閉、冒冷汗。

壓力反應本是為了遇見猛獸時要搏鬥、逃跑時準備的，所以壓力反應的身體狀態，我們也稱作搏鬥—逃跑（fight and flight）反應，這也是我們緊張時的狀態。但是，如果我們其實沒有遇見真正的猛獸，但壓力反應還是發生，同樣會全身緊張，防衛提高，不是想吵架，就是想躲避。那這些痛苦的情緒就是要讓我們知道，什麼樣的外在環境是危險的，它就是你的現代猛獸。

感覺和情緒除了讓我們知道什麼環境是有危險的之外，在我們與外在環境交集時，透過美好的情緒，我們也能知道什麼環境是對生存有利的。美好情緒能透過下視丘—腦垂體—內分泌軸線讓全身放鬆，引起所謂的休息—消化（rest and digest）反應。放鬆就會有胃口，飽暖才能思淫欲，這樣才確保人類基因的傳遞。因此，諸如好吃的食物和性欲，這類確保生存的行為，都會開啟腦部的獎勵路徑（reward pathway）。這些訊息會從邊緣腦傳到前大腦，在那裡釋出多巴胺，多巴胺神經傳導素再透過腦垂體就能影響全身。多巴胺就是古柯鹼或安非他命要影響的神經傳導素，它一釋出，我們就會感到非常平靜、非常愉快，或者很興奮、滿足、快樂。透過這些美好情緒的引導，我們才會知道什麼樣的環境有利生存，人也才可能重複吃和性這樣對族群生存繁衍有利的行為。

所以，美好的情緒可以告訴我們什麼環境和行為對我們有利，沒有危險；而痛苦的情緒則可以告訴我們什麼環境和行為對我們是有危險的。因此，感覺和情緒除了能為我們確立界限、保護我們外，它的第二任務，即是引導行為。

感覺和情緒擔任的是保護和引導行為的重責大任，但我們卻想盡辦法打壓、改變它們。當感覺和情緒被壓抑掩飾時，我們等於把自己的防衛系統解除，行為同時也失去方針。

壓抑情緒生活會失去平衡

感覺和情緒扮演的是這麼重要的角色，因此，當我們打壓、否定它們時，在行為上就會出現嚴重的後果，如被別人越界而不自知，或越了別人的界限而不自知。我們也可能由於極力想逃避痛苦的感覺和情緒，所以只一味地追求喜樂。

1. 被越界而不自知：

感覺是用來保護身體界限的，因此，若我們被蜜蜂叮到，卻沒有沿著痛感去檢查，就不知道要把叮我們的蜜蜂即時拍掉、照顧傷口。這時，保護我們的機制就沒有辦法發揮作用，傷口可能會愈來愈嚴重，我們在野地裡生存就會顯得困難重重。同樣的道理，情緒是用以保護心理界限的，因此，當別人做了什麼事、說了什麼話侵犯了我們，我們不正視情緒，以行為處理這個人做的事或說的話，心理的傷就沒有機會痊癒。

沒有處理的情緒，留在體內，透過下視丘—腦垂體—內分泌軸線，變成心理的毒，以生理化學的方式不停跟著反饋機制在體內循環，這些沒有排掉的心的毒素，不斷地在體內毒害身體，最後轉以身體症狀表達壓力，如拉肚子、便祕、頭痛、頭昏、咳嗽、沒胃口、沒性欲、皮膚不停長東西、吃東西不會飽，或一吃就飽、睡不著、睡眠品質很低、作惡夢、尿失禁、嘔吐、高血壓、高血糖、心悸、生育困難等等。

因此，情緒壓抑得厲害的人，不只是心理狀態不佳，通常，他們也都疾病纏身，因為心理的毒對身體的影響，是無時無刻的。生病會使得內在環境失衡，內在環境一失衡，就更沒有支援系統去處理外在環境，常把人際關係搞得一塌糊塗、壓力高升，就這樣，陷入一個身心的惡性循環中。這些都是沒有正視情緒的後果。這樣的人，多數沒有餘力計畫未來，他們

的時間和精力，都必須花在處理人際關係和身體的疾病上。也因為這樣的惡性循環，他們每天都像活在危機裡一樣（見圖2）。

　　例如，小明不懂得如何拒絕他人，由於他不會拒絕別人，所以別人就經常占用他的時間、占用他的專業，或占用他的金錢。其實，每次別人占他便宜、侵犯他的界限時，他都有情緒。但是，他都告訴自己，人生很短，所以惜福就好，不要生氣。因為情緒來了，小明都沒有採取必要的行為去處理他與別人之間的關係，這類事情就愈演愈烈。小明的情緒也就愈來愈多，他常常覺得心裡不平靜，就想用修行來解決自己的問題。修行能讓他的心理取得短暫的平靜，但是，只要一與人接觸，他的情緒還是會出現。

　　小明沒有讓情緒完成它們的任務，引導他做保護自己的行為，結果情緒就一直無法離開身體，反覆出現。每一次出現，都透過下視丘—腦垂體—內分泌軸線，再去影響生理環境。如此周而復始，小明不但情緒愈來愈壓不下來，他的生理症狀也愈來愈多，先是頭痛、頭暈，後來是高血壓、高血糖。由於他有情緒也不跟人溝通，所以每次他一受不了，就會突然切斷跟別人的來往。朋友不知道是怎麼回事，就來找他理論。這下子，小明

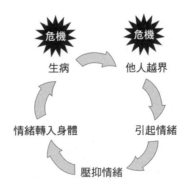

圖2：壓抑情緒的人不以行為改變外在環境，情緒轉入體內，引發生理症狀

一整天，不是在處理人際關係的危機，就是在往醫院跑，處理自己身體的危機。在這樣的惡性循環中，他沒有時間、餘力規畫未來，生活總是無法拓展，心情更加鬱悶，身體也愈來愈虛弱。

2. 越界而不自知：

我們不只喜歡壓抑自己的感覺或情緒，大家也都很習慣否定他人的感覺或情緒。就像小孩子摔倒了，痛得哭了，我們會講「不痛不痛」。可是，那個痛是從體內生成的，小孩根本不能控制自己不痛。摔倒本來就已經很痛了，現在感覺又被人家否定，就覺得更痛了，哭得更大聲。

同樣的道理，當有人跟我們分享情緒時，我們通常都很急著否定這個情緒。比如，男女朋友吵架，女生說：「你這樣讓我很難過。」男生就說：「怎麼會呢？你怎麼會難過呢？你就是太敏感了。」女生就開始掉眼淚，男生一見到眼淚就更害怕，更大聲地說：「你不要那麼愛哭好不好？」

其實，不管是男生還是女生，我們的情緒跟感覺一樣，都是源自潛意識的神經系統中，所以這個女生難過的情緒就像摔倒會痛一樣是自然形成的；而她會哭則是自律神經系統的反應，自律神經系統之所以稱為「自律」，是因為我們的意識無法控制。所以，要求別人不要哭，就好像要求他人改變心跳、呼吸和體溫一樣地不可能。因此，說「拜託，你不要那麼愛哭好不好？」跟「拜託，你心不要跳那麼快好不好？」是一模一樣的強人所難。

就因為情緒其中一個任務是保護我們的界限，因此當情緒產生而被他人壓制時，這個情緒不會消失，它只會更膨脹、更誇大。就好像警報器響了，沒有人理會，它就會響得更大聲一樣。這就是為什麼，當我們否定他人情緒時，通常都會遇到極大的反彈。運氣好，那個人將自己的反彈跟你溝通，運氣不好，他不溝通，就會做其他事讓你知道他不高興（見圖3）。

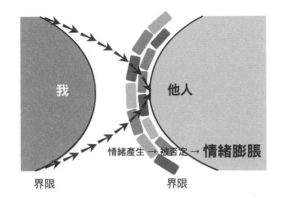

圖3：否定他人情緒，情緒只會膨脹，引起他人行為上的反彈

　　不管是哪一種情況，壓制、否定他人情緒時，因為情緒受壓抑時只會膨脹，因此人際關係必定因而更顯緊張。原本接納、肯定情緒，就可以簡單處理的事情，就因為情緒被否定不被接納，而愈演愈烈。在這個緊張的關係中，兩人都可能覺得像是被老虎追，壓力荷爾蒙在體內不停循環，血壓升高、血糖高升、消化不順、睡得不好，傷身壞體，不但關係受損，最後連健康都一起賠上了。

3. 打壓痛苦極力追求喜樂：

　　有苦味才顯得出甜味，有痛苦才顯得出喜樂，感覺和情緒就是因為有這種對比，我們才更能有所感受。可是，在現代生活中，我們想盡辦法把痛苦和除了甜以外的人生滋味趕盡殺絕。不願面對痛苦，就會不停追求喜樂。喜樂的美好情緒本是我們內建用來重複有利生存行為的機制，但現在它不停被誇大啟動，人就不停追求美好情緒。我們的情緒跟感覺一樣，接收器都有適應能力，就像剛進熱水時覺得燙，過了一會兒就不覺得燙了一樣。因此，當我們只知追求喜樂時，感受到最後就會麻痺，我們就需要更

大、更多的美好感覺，才感受得到同樣的美好情緒。最後，我們的生活就陷在同樣的行為中不停重複，賭癮、酒癮、毒癮、糖癮，各式各樣的成癮問題，常常都是這樣從逃避痛苦情緒開始的。如果，這些失去方針的行為連帶引起了內在環境的失衡，那麼，身心疾病的爆發都只是時間問題。

如果我們不停地把食物裡原有的酸、苦、辣全部移除，什麼食物吃起來都只有甜味時，味覺被甜味麻痺，食物就會開始顯得缺乏變化，因為滿桌的食物吃起來都只有一個味道。同樣的道理，當我們一味壓抑、逃避痛苦情緒，只追求、接納美好情緒時，生活也會開始顯得無味、單調。所以，如果人活著卻不懂得認識、體驗不同情緒，過的就是無趣、無味、沒情調的日子。

雖然我們的現代生活已和遠古時代的祖先有很大的差別，但唯一沒變的是生活中一樣有現代老虎，而且我們所要面對的現代老虎比以往更複雜，學習應用人類感覺和情緒的工具就更為必要。沒有了感覺和情緒為我們防衛與引導，我們的生存依舊會受阻礙，我們的人際關係會陷入困境，我們的生活也可能失去中心。

該怎麼做

科學不管再怎麼確立，都改變不了人們對感覺和情緒的恐懼。在我的生理病患中，多數人在痊癒前花最久時間的，都是在重新學習自己身體裡各種不同的感覺、重新學習聆聽自己身體的聲音。而在我的心理門診中，也常有病患要花好多年的時間，才學得會自己其實有情緒。

情緒痊癒過程跟生理復健過程一樣漫長辛苦，就像重新學走路一樣，是一步一步艱辛的再學習。情緒被壓抑過久之後也是一樣，當我們了解其實自己有情緒後，會覺得每一種情緒對自己都很陌生，需要重新學習它們

到底是什麼，有什麼含意，承載著什麼訊息。但是，就像身體復健一樣，我們學習各種動作，為了重新取得身體的自由。情緒復健也是一樣，當我們認識、使用這個原本大自然賜予我們的禮物時，我們的自癒系統就可以重新啟動、再次找到有中心的行為方針，取得心理的自由。因此肯定情緒是人生一門重大的功課，這門功課通常有三個步驟：

1. 認清今非昔比：

　　每一個人剛出生的時候，就跟小嬰兒一樣，對感覺、情緒沒有偏見、更沒有恐懼，我們都跟它們很貼近。但在成長的過程中，大人對感覺和情緒的害怕，會直接感染我們。每一次我們表達自己有感覺、有情緒，大人都用很恐怖的方法極力打壓。比如，大人很喜歡說：「你再哭！你再哭我就揍你。」或是當孩子有感覺有情緒時，大人馬上走開完全不理會，或顯得不耐煩。大人是孩子生存的依靠，這些反應對孩子來說，都會被視做是對生存的威脅。就因為有過這種經歷，讓我們開始假裝沒情緒、沒感覺，但還是可以感受得到它們，可是裝久了，我們就真的以為自己沒有感覺也沒有情緒了。

　　男生比女生更可憐，男生一哭就被人笑羞羞臉，摔倒了喊痛，或難過自己被欺負，大家就會覺得他很娘。所以，男人的眼淚常往肚裡吞，感覺和情緒都被鎖進不見底的深淵。我幫男生做體檢時，常常手往他們的反射點一按，都已經痛到冒汗，問他們痛不痛，答案卻永遠是不痛。不知道痛、不知道身體不舒服，疾病惡化都不自知，情緒就更不說了。生病不理會、情緒出不來往身體裡鑽，健康當然只有惡化的分，這就是男人平均壽命要比女人短七年的最主要原因。

　　但是，今非昔比，長大的我們，今日的外在環境已經跟小時候完全不同了。今天，就算我們承認自己有感覺有情緒而被懲罰，我們的生存，也

並不會因此而真正被威脅。但是，我們的感覺情緒卻會因為被否定，結果轉進內在環境，毒害身體。所以，肯定情緒一定死不了，但是，經年累月地否定情緒卻很可能會死得很慘。

情緒是人際關係建立的基礎，喜愛、欣賞、信任，在在都是情緒。人與人相處，界限碰界限，隨之而來的就是痛苦的情緒，但是人們如果不能有情緒的交換、交集，就注定要產生情感斷層，最後出現感情瓦解。沒有情緒的情感，就沒有深刻的連結，也因此，關係會變假、變得很空虛，最終可能會死亡。因此，否定情緒，就是人際關係的殺手。

說到底，你必須認清今非昔比，你小的時候隱藏情緒可能是為了生存，但是今天的你如果想要身心健康或者讓自己的人際關係順利，都必須學會接納、肯定情緒。

2. 指認情緒：

當我剛剛走進心理這個領域時，第一個感想就是：「人對自己的感覺和情緒真的很無知。」因為我們對感覺和情緒很害怕，所以從來都不觀察它們，一般人對身體感覺，都只說得出痛或不痛。分不清自己的身體是痠、是麻，也弄不清味覺是澀、是滑。對於情緒，就更無知到誇張了，拿起一張有七、八十種臉部表情的圖表要大家指認情緒，多數人都只叫得出快樂和生氣。

除了快樂，我們最認得的要屬生氣了。由於我們不會指認自己的情緒，因此諸如失望、傷心、難過、緊張、擔心、驚慌等情緒，一律都用生氣表達。所以孩子回家晚了，我們不會說：「你晚回家我們很擔心。」我們會暴跳如雷地表達氣憤。當配偶做了什麼事讓我們失望，我們不會說：「你這樣我很傷心、失望。」我們只會氣急敗壞地表達。人一見到生氣，就像見到老虎一樣，壓力反應就不由自主地釋放，因此對應生氣的情緒，

就都是痛苦的。就是因為再複雜的情緒，我們也只懂得用生氣表達，才會弄得大家一見到情緒就害怕。所以，錯的不是情緒，錯的，其實是情緒的表達。

　　若想正確表達感覺和情緒，就必須先學會指認它們。就像你被送到急診室，護士問你受傷的地方有什麼感覺，你卻分不清麻、痛、痠、癢，由於治療麻、痛、痠、癢有不同的方法，這就會讓想要照顧你感覺的人，感到很困擾。同樣的，如果總是弄不清失望和生氣的差別、感動和快樂的差別，那麼你的表達就不精準。心理界限本是看不見摸不著的，只有懂得描述自己情緒的人，才可能將這個無影無形的界限講清楚，別人下次才知道它在那裡而不再冒犯。如果你無法指認情緒，別人與你相處，就會很辛苦。所以，下次再有感覺和情緒時，不要擋它的路，讓它出來，再試著去指認，那是什麼感受。

　　表1（見下頁）是常見情緒指認表，裡面包含了兩類情緒。其中一類是美好的，人有這麼多美好的情緒，但我們卻常只用快樂來粗略地表達這些精彩的情緒。在指認表中還有另一類是痛苦的，這麼多痛苦的情緒，我們卻常只用生氣來概括。如此一來，如果我們明明是受傷、擔憂，或羞愧，卻只拿生氣來表達，他人就很難親近支援我們的需求。在這個情緒指認表中，也包含了哭泣的程度。多數人都認為哭泣是行為，其實它是我們情緒的一員，它有重要的生理背景，當我們哭泣時，壓力荷爾蒙就可以隨著眼淚流出體外。

　　這個表並不能完全包含所有的情緒，但它會是指認情緒很好的起點。常常，我們在溝通時，明知道那感覺是什麼，但因為詞窮所以說不出口，講不明白，錯失溝通的時機。因此，平時多注意別人是如何描述情緒，如果遇到有人用了自己從沒想過的方法去形容它，把它記下來，給自己的情緒指認詞庫增添生力軍。

表1：情緒指認表

美好（快樂）
很高興、開心、喜悅、得意揚揚、興高采烈、興奮、振奮、激動、狂喜
期盼、寬慰、放心、無庸置疑（有把握的）、篤定、平靜
能夠、可以、確信（堅信）、自信、權威（力量強大的）、優越
舒適、平和、放鬆、愉快、滿足
想要、渴望、渴求、熱烈追求
有興趣、津津有味、起勁、熱衷、著迷
體恤、憐憫、同情憐惜、可憐
欣賞、中意、喜歡、愛、沉醉、上癮
感謝、感激、感恩、無以回報
歡樂、玩耍、嬉鬧
放鬆、釋放、解放、自由

痛苦（生氣）
失落、惋惜
傷感、傷心、悲哀、肝腸寸斷、潸然淚下、淚眼汪汪、吞聲飲泣、痛哭失聲、椎心泣血
掛念、不安、耽心、緊張、憂慮
害怕、膽怯、驚慌、恐懼
挫折、失望、沮喪、洩氣、消沉、憂鬱
害羞、不好意思、難為情、沒面子
提防、猜疑、不相信
遲疑、猶豫
抱歉、慚愧、內疚、羞愧、罪惡、無地自容
氣憤、發火、憤怒

我在門診中常聽人抱怨：「他根本不把我當人看！」人不把你當人看，最主要的原因是我們從沒有好好地描述自己的感受。

如果仔細想想，就會發現只有人才有語文能描述那麼多不同種的情緒，這是人專屬的。因此，空有這個語文能力，卻不溝通自己的情緒，在他人的眼裡，你就沒有情緒可言，對待你，就會好像對待沒有情緒的東西一樣，所以你才會覺得自己不被當人看待。如果你想讓自己被人當人看待，就一定要豐富自己指認情緒的能力，多多溝通情緒，這樣他人才能更深一層地認識你，進而尊重你和重視你。

3. 溝通情緒：

人有感覺，跟表達感覺是兩回事。有些人痛，他會哇哇大叫，叫得讓人不知所措；另外一些人痛，則知道如何清楚表達哪裡痛、怎麼痛、痛多久了，需要別人怎麼幫助。這兩種人都有同樣的感覺，但因為他們表達溝通的方式不同，得到的結果也就不盡相同。

情緒跟感覺一樣，情緒和情緒的表達是兩回事。有的人有情緒就只會哇哇大哭，到底有什麼情緒說不清楚，哭得讓人不知所措；另外一些人有情緒，則能精準地指認情緒，清楚述說情緒的來源，還有他需要別人如何幫助。這兩種人都有情緒，但因為他們溝通表達的方式不同，所以得到的結果也就天南地北。

情緒溝通模式分為以下四種：

A. 被動式

B. 被動攻擊式

C. 攻擊式

D. 肯定式

大多數人成長經驗裡所遇到的情緒，都跟隨著痛苦的記憶一起來。不

是有人大吼大叫罵人，就是有人不停傷心落淚，但是卻都沒有給予明確的指示，要我們怎麼做。所以我們面對這些情緒時，就都是壓力。壓力荷爾蒙一釋放，我們不是想搏鬥，就是想逃跑。因此，多數人只要一有壓力，面對自己的情緒，不是選擇逃避，就是選擇搏鬥。

選擇逃跑的人，多使用**被動式溝通模式**，這種溝通模式最大的特徵就是「我不告訴你」，也就是為了逃避，選擇不溝通。

使用這種溝通模式最大的問題就是，如果你不表達情緒，別人根本不知道自己做錯了什麼、說錯了什麼，是怎麼冒犯你的，哪裡越界了？人會有情緒，就是因為心理界限被侵犯，如果我們不指認並溝通情緒，那麼這個界限對他人來說，便永遠都是隱形的（見圖4）。

選擇逃避情緒的人，還可能採取另一種溝通模式，那就是**被動攻擊式**。這類溝通模式最大的特徵就是「我不告訴你，我做給你看。」

有情緒不敢面對、不想指認，但是情緒還是在，依舊想表達，但卻說不出口，因此可能就以行動來表達情緒，像摔東西、摔門、擺臭臉等。也有時，我們不告訴當事人，卻想發洩情緒，因此就去告訴別人，去告狀讓

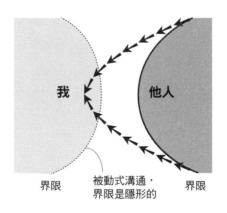

圖4：使用被動模式溝通情緒，自己的界限是隱形的

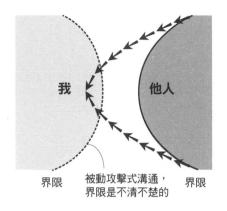

界限　　被動攻擊式溝通，　　界限
　　　　界限是不清不楚的

圖5：使用被動攻擊模式溝通情緒，自己的界限是不清不楚的

別人懲罰當事人。這類溝通模式跟被動式的問題一樣，情緒表達得不清不楚，人家見你擺臭臉、摔東西，知道你可能生氣，卻不知道你為什麼生氣，這個時候，如果有第三者被拖進來，情況只會變得更複雜，但界限卻不會變得更清楚（見圖5）。

　　也有些人承受壓力時，並不想逃跑，他們只想留下來搏鬥，這樣的人多半採取**攻擊式溝通模式**。這類溝通模式最大的特徵就是，所有的情緒都以生氣表達，說出來的話盡是「你、你、你」。在溝通過程中，把別人做的事、想的事都指責了、講遍了，卻依舊沒有指認自己的情緒和自己的需求（見圖6）。

　　他們會說：「我們這個案子會弄不好，都是你害的，你總是遲到早退，在開會時老是打瞌睡，你這個人每次都這樣，你到底在搞什麼呀！」我們可以說，這類的溝通模式是「對人不對事」，我們不討論人做的事，我們說你就是這種人。比如孩子沒做功課就先跑去玩，「對人不對事」的人就會說：「你真的很懶很貪玩耶，作業都不先做完。」

　　當我們溝通時是對人不對事，在他人耳裡聽到的盡是你怎樣、你怎樣

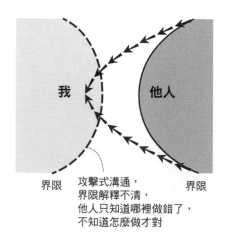

界限　攻擊式溝通，
　　　界限解釋不清，
　　　他人只知道哪裡做錯了，
　　　不知道怎麼做才對　　　界限

圖6：使用攻擊模式溝通情緒，他人知道自己哪裡做錯了，卻不知怎麼做才對

的指責和恐嚇，這些攻擊的舉動樣樣越界，它們都會深深勾起對方的痛苦情緒。受到攻擊的人覺得有壓力時，有些人想跑，封閉自己；有些則想留下來準備吵架。如果溝通對象開始封閉自己，雙向溝通的可能就不存在。如果溝通對象想吵架，最後結果就是雙邊開打，指責從這裡扔過去、再從那裡飛過來。吵完了大家筋疲力盡，卻還是沒有人了解對方的感受，知道自己做錯了，卻不知道要做什麼才對。

　　但也有一種人，當界限被侵犯時，並不想逃避，也知道搏鬥無益，他們決定採取教育而非教訓的方式去溝通，這種方式就是所謂的**肯定式溝通模式**。

　　這類溝通模式最大的特徵就是情緒的指認很精準，傷心是傷心、失望是失望、難過是難過，說出來的話並不是「你、你、你」的指責，而是「我、我、我」的界限表達。他們能把自己的情緒指認清楚，再把自己的需求描述明白。我們可以說，這類溝通模式是「對事不對人」，我們把人和他們做的事分開，他們不覺得自己就是這種人，所以有動力改變行為（見

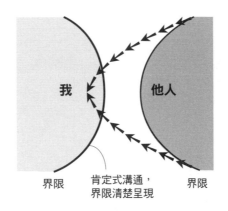

界限　　肯定式溝通，　　界限
　　　　界限清楚呈現

圖7：使用肯定模式溝通情緒，自己的界限是很清楚的

圖7）。

　　肯定式溝通的人會說：「我們這個案子弄不好，我其實感到很失望，因為我們都放了很多精力在上面。我希望下次你不會再遲到早退或開會時打瞌睡了。」或者，他們會說：「你作業沒寫完就先去玩，我很難過，我希望你下次把作業先寫完再去玩。」

　　由於這些人講出來的話，都是以「我」為中心，所以他們所述說的事皆在自己的界限內，沒有越他人界限，不易引起他人的情緒。聽的人不會想逃跑、也不會想搏鬥。因為情緒和需求都描述得很精準，所以自己的界限也就很清楚地呈現。這個界限的清楚顯現，讓人下次親近時，知道它在哪裡，如何才不會侵犯到它（見表2）。

　　身心既是一體的，因此，我認為情緒表達溝通方式，往往跟腎上腺的枯竭階段有很大的關聯。

　　從我門診的經驗看來，腎上腺亢進的人多偏向採攻擊式溝通模式，可能因為壓力荷爾蒙總是在體內氾濫。而腎上腺機能減退的人，則多喜歡採被動、被動攻擊式溝通模式，大概是因為壓力荷爾蒙總是不足，所以沒有

表2：四種情緒溝通模式

溝通模式	溝通公式	舉例
肯定式	我的情緒是什麼＋ 什麼行為讓我有這個情緒＋ 我所需要的行為是什麼 （我＋我＋我） 對事不對人	你遲到讓我很生氣， 下次請你準時到達。
攻擊式	只講別人，不講自己的需求， 他人只知道自己哪裡做錯了， 卻不知怎麼做才對。 （你＋你＋你） 對人不對事	你不尊重我。 你一點都不了解我！ 你都沒有想過我會有什麼感受！ 你就是這麼固執！ 你再這樣我就揍你！
被動攻擊式	我不告訴你我的感受， 我告訴那些可以懲罰你的人。 或是我做你不喜愛的事， 懲罰你或控制你。	在你面前我什麼都不說。
被動式	不講	不講

精力搏鬥，又沒有肯定式溝通方式的訓練，就只好以逃避的方法表達情緒。腎上腺混合型的人就比較難預測，因為他們的壓力荷爾蒙一下太多、一下太少，所以有時是採攻擊方式溝通情緒，有時又不出聲採被動或被動攻擊式的溝通模式。

　　情緒表達和溝通習慣除了生理的自動反應外，其實都是學習而來的，因為沒有見過肯定式溝通模式的人，不太可能使用這個方式表達情緒，因此學習肯定式溝通模式就變得很重要。

　　我們的感覺與情緒源自於體內，它們就是我們生來的智慧。就是因為有了它們，我們才能夠清楚、全面、正確的判斷內、外環境的狀態。它們

生來就已經內建在我們體內，因此無需向外索求，我們只需要發現。只要我們懂得用心認識自己的感覺和情緒、仔細聆聽它們所帶來的訊息，生理疾病可以扭轉、心理創傷能夠癒合。在人生歧嶇的道路上，它們總是會為我們掌燈，給我們開路，讓我們認識自己和他人，同時為我們指引行為方向。

　　這一切，都無需向外看，只要往裡探，一切從肯定自己的感覺和情緒開始。

體會肯定情緒力量的情緒小實驗

　　大部分的人總是想盡辦法打壓情緒，希望它趕快消失，其實，只要我們能肯定情緒，它就能達到保護我們和引導行為方針的目的，當它任務達成時，就會自動會離開。所以，以下幾個小實驗能讓你感受到肯定情緒的力量。

1. 下次你有負面情緒出現時，不要急著壓抑，感受它從體內湧出的感覺。通常它會從腳底湧上心頭。觀察一下你這樣做時，身體會有什麼反應。

   ★當我們急著壓抑情緒時，壓力荷爾蒙的釋出反而會加速，身體便會出現持久的壓力反應。但是，如果我們讓路，給情緒它該有的空間，那麼通常身體只會出現短暫的壓力反應。這是因為自律神經中的副交感與交感神經有制衡對方的功能。副交感神經是我們放鬆時開啟的；交感神經是我們緊張時啟動的。正常運作的神經系統，會在交感神經開啟後，讓副交感神經接手制衡。這樣我們才不會一直保持在緊張狀態，無法放鬆。

   所以，我們如果給情緒釋出的空間，即使身體會因為負面情緒而進入緊張狀態，但因為副交感神經系統也會隨後出現來制衡交感神經，因此，只要給身體一點時間，我們就會從緊張變成放鬆，回到平衡點。

2. 除了不壓抑情緒外，還可以試著在溝通情緒前，先給自己一點時間。

   ★給自己時間除了能讓緊張狀態消除，進入放鬆狀態外，這段時間，還可以讓我們指認情緒。感覺與情緒之所以是在潛意識中形成，是因

為身體必須以最短的時間，了解外在環境裡的刺激。如果外在環境的刺激，是立即且危險的，那麼身體就必須做出反射性的決定。可是，最後感覺和情緒都還是必須送進大腦的意識裡分析和評估，這個從潛意識往意識送的過程，就需要時間。就是因為有這個時間差，所以很多時候在剎那間我們雖然知道自己有情緒和感覺，卻無法說出來是哪一種，要到大腦開始分析和評估後，才能真正感受到。所以，找個時間試試看，當情緒突如其來地襲擊時，不要立刻反應，給自己身體一點時間，看看情緒是不是比較容易在意識中被指認？再看看，就是因為自己願意投資這一點時間，在指認與溝通情緒上，是否比較有效？

3. 下次當你見到他人出現負面情緒時，不要急著壓抑、否定、審判，先深呼吸，聆聽一下對方到底有什麼情緒。你可以不接受、不同意對方所描述的行為事實，但情緒無需爭論，只需接納、肯定。所以，你可以說：「你的感受我完全接受。」再觀察對方的身體反應。
★看看原本有稜角的臉部表情，現在有沒有比較和緩？原本弓起來的肩背，現在有沒有比較放鬆？原本緊繃的聲音，現在有沒有比較溫和？

3 積極管理行為情緒才能得到療癒

　　如果一個人要得到真正的身心健康，就要從有好習慣接納、肯定自己與他人的感覺和情緒開始做起。

　　因為，如果我們不肯定自己的情緒，就沒有辦法偵測到外在的環境，我們做的事情，就會跟環境失去連結。好比，我非常討厭他，卻還是對他超級好；或是我好愛好愛他，卻對他超級壞；或是他對我超級壞，我還是好愛他；或是，我明明在生他的氣，卻跟他講我很感恩。這時，由於我們的情緒不被肯定，因此我們的情感與行為就會出現嚴重的斷層。這種斷層，常常讓我們長期處於惡劣的內、外環境中而不自覺。這就是為什麼我們會一直留在不快樂的婚姻中；或是不喜歡自己的工作，卻不求改變；明明生理症狀很嚴重，卻不願求助醫生。或是求助了，卻不願接受醫生建議，改變飲食或生活型態。所以，要健康，我們首先要學會肯定情緒，這樣我們所想的和所做的事，才可能得到連結。但是，就因為影響外在環境的，並非情緒而是行為，因此人如果只知道要肯定情緒，卻不知道要管理行為，那麼我們的生活便依舊無法得到改善。

　　在我們接納、肯定感覺和情緒後，如果不以它為基準做行為上的管理，就好像衛兵在城牆上發出警報，卻沒人理會一樣。如此一來，這個國家不管有的是內亂還是外患，知道了問題卻不行動處理，那麼警報拉了也是白拉。所以，在我們了解自己感覺和情緒後，就必須積極管理自己與他人的行為。不然，我們了解了自己的感受，又溝通了自己的感受，卻不辛

勤地在自己或他人所做的事上下功夫;沒有行動,等於沒有改變,這些了解和溝通就沒有意義。就是因為溝通完畢後沒有確實做好行為的管理工作,才會有那麼多人覺得溝通是很浪費時間的,因為「說了也等於白說嘛。」所以,如果我們想取得對外環境的掌控,真正改變自己的生活,走出生活裡擾人的煩惱,而後反饋到身體的健康,只有起而行才能辦得到,而那個「行」就是管理行為。

行為之所以能被管理,最主要的原因是因為我們有記憶。身體裡不只有感覺和情緒生成的組織,其實,我們還有儲存它們的硬體。儲存情緒的記憶體是大腦裡的海馬迴(hippocampus)。而在這個情緒記憶體中,躺著「我為什麼會做這些事」和「他為什麼會做那些事」的答案,如「我為什麼講話會那麼衝?」「我為什麼那麼愛吃?」「我為什麼無法信任他人?」「我為什麼總是那麼愛取悅別人?」「我為什麼那麼愛賭?」「我為什麼那麼愛喝酒?」「我為什麼無法拒絕別人?」,或「他為什麼老是這樣對我講話?」「大家為什麼總愛占我的便宜?」「為什麼都沒有人尊重我?」「為什麼我講的話都沒有人重視?」所以,要了解和管理自己和他人的行為,一定要先了解我們對情緒的記憶。

挖掘情緒記憶從源頭讓行為不一樣

我們一般對記憶的認識,多認為是指對文字、數字等知識的記憶。這種記憶,分散儲存於腦部各個不同的地方。但是情緒不一樣,情緒設有專門的記憶體。

情緒如此倍受重視,是因為它是指導我們未來行為的關鍵。如小嬰兒碰火被燙傷,被燙到的感覺讓他把手立刻收回來,但他同時會產生害怕的情緒。這個對火的身體感覺指導了小嬰兒當下的行為,但是小嬰兒所產生

的害怕情緒被儲存在記憶體中，就讓他以後看到了火懂得害怕，知道不要去碰它。所以，情緒記憶存在的目的就是為了要主導我們未來的行為（見圖8）。

　　情緒記憶對行為的強大影響力，在一般生活裡處處可見，如初吻、初次性經驗、去一家餐廳的感覺，與同學老師相處的經驗。如果我們的初吻和初次性經驗帶給我們的是美好的情緒，它被記憶後，我們往後就不會在親密關係裡逃避接吻和性行為。如果我們去一家餐廳時被服務生擺臭臉，那麼我們往後就可能不會再去同一家餐廳。如果我們在校時與同學、老師相處總是不愉快，往後很可能進入工作後，便也無法跟同事、老闆相處。這些我們自己親身體驗而得到的情緒記憶，稱為「原生情緒記憶」（primary emotional memory）。

　　情緒記憶除了我們自己的體驗外，也可以從他人那裡取得。例如，媽媽告訴你性是件很噁心的事，或朋友告訴我們那家餐廳服務有多爛，或是文化裡都覺得親近老闆就是拍馬屁。也就是說，情緒是可以傳染的，而這些我們從他人那裡取得的情緒，稱為「從屬情緒記憶」（secondary emotional memory）。人的從屬情緒記憶，對我們行為的影響往往不輸原生情緒記憶。例如，因為性很噁心，所以還沒體驗就反胃想逃避。或，朋友

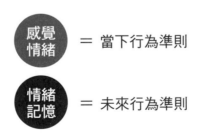

圖8：情緒記憶存在的目的是為了主導我們未來的行為

說那家餐廳服務超差，所以雖然自己還沒去吃過，也不會想去光顧。也可能因為覺得親近老闆就是拍馬屁，所以從沒花時間真正認識老闆，而只是一味地逃避或反抗。所以，自己和他人「為什麼會做這些事」的答案，通常可以在原生或從屬情緒記憶中揭曉。這就是為什麼在心理治療中，情緒和回憶會占如此吃重的角色，因為它們不只影響了我們的過去，而且它們還將決定我們的未來。

我們的情緒有千百種，但是，情緒記憶所主導的行為卻只有兩類，一類是逃避做某件事、一類是反覆做某件事。了解了什麼樣的情緒記憶能讓人出現逃避的行為，又有什麼樣的情緒記憶能讓人出現反覆的行為，就會讓行為變得容易管理。所以想要管理行為，就只需要掌握這兩類情緒記憶，而這兩類情緒記憶就是痛苦與美好的情緒記憶。

1. 痛苦情緒記憶：

我們一般會稱痛苦的情緒記憶為痛苦的回憶。當我們一想起痛苦的回憶，心情就變差，全身容易緊張，不容易放鬆。由於痛苦回憶帶給我們的是身體和心理雙重的不舒服，所以大家都只想壓抑這些回憶。但是，這些痛苦回憶中，卻暗藏著我們為什麼總是逃避某種行為和某種人、事、物的原因。

我們再以上述小嬰兒的手被火燙到，來說明痛苦記憶形成的過程。當小嬰兒的手摸到火，燙和痛的感覺會從感應器中形成，這個身體感覺送進邊緣腦後，會引發杏仁體生成情緒，如害怕、緊張。這些痛苦情緒便透過下視丘—腦垂體軸線引起體內的壓力反應。而這個手被火燙到的整個經歷，就被儲存起來形成了一段痛苦的情緒記憶。所以，痛苦情緒記憶的用意是讓人記住，這個人、事、物有危險，以後不可以重複同樣的行為，或要盡量避免這些人、事、物（外在環境）。就是因為情緒能夠記憶，因此

小嬰兒往後就會怕火，懂得避免靠火太近。

　　小嬰兒往後不再去摸火，是因為他去摸火，不但沒得到好處，還傷到了自己，可以說，這個對火的痛苦情緒記憶是種懲罰。這樣的懲罰，影響了小嬰兒未來的行為。所以，當我們知道了痛苦情緒記憶原來就是懲罰，它是用來主導未來行為的，那這時我們可以歸納出行為的第一條規則，那就是「受到懲罰的行為，終會消失」。行為會消失，是因為大家都有情緒記憶，也都知道要避免痛苦情緒，就是要避免同樣的行為。

2. 美好情緒記憶：

　　我們一般都稱美好的情緒記憶為美好的回憶。當我們一想起美好回憶時，心情就變好，由於它帶來的情緒都是美好的，所以大家對於這樣的記憶不但都想細細品味，而且我們也都會想去做些什麼，好重溫這美好的感覺。所以，當我們了解自己的美好情緒記憶到底是什麼，就會知道我們為什麼總是做同一件事，或總是追尋同種人、事、物的原因。

　　當我們做了某件事，感官感覺讓我們覺得這件事並不會危害生存，或者這件事讓我們感到快樂或放鬆時，邊緣腦就會生成美好的情緒，美好的情緒便觸動腦部多巴胺的釋放。多巴胺一釋放，我們就會感到更滿足、快樂，這個就是人腦中的獎勵路徑，人的行為就是透過這樣的獎勵路徑而得到鞏固，不斷想重複。

　　比如，彈琴時美好的情緒刺激多巴胺釋放，多巴胺一釋出，人就感到更滿足和快樂。透過這樣的獎勵路徑，人的美好情緒獲得儲存，往後想要再重溫這個美好的情緒，就會重複同樣的行為。所以美好情緒記憶的用意，其實是要讓我們記住，這個人、事、物不會危害生存，以後可以重複同樣的行為，也可以繼續追尋同樣的情境。所以，往後想要再取得同樣的美好情緒，就又會想去彈琴。

人自動想去彈琴，是因為他聽到自己所彈的音樂，總是會得到滿足和快樂，可以說這個對彈琴的美好情緒記憶是種獎勵。這樣的獎勵，影響了這個人未來的行為。所以，當我們知道了美好情緒記憶原來就是獎勵，它是用來主導未來行為的，這時我們就可以歸納出行為的第二條規則，那就是「受到獎勵的行為，必定重複」。行為會再次出現，是因為大家都有情緒記憶，知道想要重溫那種美好的感覺，就是要做跟上次一樣的事情。

由此可知，行為的規則是跟著痛苦和美好情緒記憶在運行的，所以行為的運作規則其實只有兩項，那就是「受到懲罰的行為，終會消失」和「受到獎勵的行為，必定重複」。拿著這兩條行為運作的規則，我們可以用它們破解自己與他人的行為，最後也才能以此為基礎去管理自己與他人的行為。

破解自己的行為掌握自己的命運

在日常生活中，我們常知道自己總是逃避或重複某些行為其實是有害無益的，卻不知道要如何改變。

例如，明明知道有人惹我生氣，我應該要告訴他，卻總是覺得害怕而開不了口。或是明明不喜歡自己現在做的行業，卻總是沒有勇氣轉行。除此之外，也可能明明知道自己不應該老是攻擊他人，卻不能控制自己的嘴巴。或是明明知道自己一直去美容，其實很傷身，卻不能控制自己反覆去做這件事。這時，如果我們能找出自己現在逃避的行為，當初是受到了什麼樣的懲罰，或是自己現在不停重複的行為，當初是受到了什麼樣的獎勵，我們就能找出管理自己行為的方向。

例如，小明總是沒有辦法與人溝通自己真正的感受。因為小明成長時只要表達自己的情緒，家長就會說：「小孩子不要囉嗦！小孩子懂什麼！」

要是他堅持自己的感受，或是忍不住哭泣，大人就會說：「你這小孩怎麼那麼愛哭？你再哭我就揍你哦。」很明顯的，小明溝通和表達自己感覺時，有的都只是痛苦的回憶，我們可以說，小明溝通和表達自己情緒這個行為，是不斷受到懲罰的。就如行為的第一條規則所說的：「受到懲罰的行為，終會消失」，小明溝通、表達情緒的行為不但得不到他需要的，而且最後還被罵得很慘，這個行為被懲罰久了，最後就消失了。往後小明只要一想起溝通這件事，跟它配在一起的記憶，就只有痛苦，壓力反應隨著痛苦的情緒而氾濫，讓小明對於溝通不但害怕不已，還讓他全身緊繃，還沒張口喉嚨就鎖住了。所以，小明這個「溝通」的原生痛苦情緒記憶，讓他往後在與人相處時，都習慣逃避直接溝通，而採取被動或被動攻擊的溝通模式。

我們再以小美明知自己不喜歡現在所從事的這個行業卻沒有勇氣轉行為例。小美從小就愛畫畫，但她只要一畫畫，爸媽就會訓斥她，跟她說當畫家會餓死，不能賺大錢生活就會很淒慘，沒有幸福快樂可言。所以小美便放棄追求自己所愛的，進了一個人人羨慕的系進修，學成後果然找到了人人羨慕的高薪工作。可是小美卻不快樂，因為她並不喜歡這個行業，每天起床都像要她的命一樣。她想轉行，去做跟美術、創意相關的工作，但卻提不起勇氣去追求自己的所愛。因為她只要一想到爸媽說的，「如果薪水不高，生活就會很淒慘」，她就很害怕。這個「薪水不高生活就會很淒慘」的情緒記憶，其實小美沒有親身體驗過，所以影響她的是從屬情緒記憶。但是，這個從屬痛苦情緒記憶，卻依舊會帶給小美壓力反應，讓她全身緊張，停滯不前。

這些都是以往行為受到了懲罰，而讓我們未來為了要迴避原生或從屬痛苦情緒記憶，不斷逃避某種行為的結果。不過，除了懲罰，獎勵對行為也有同等的力量。

例如小華明知不該攻擊他人卻不能控制住自己的嘴。小華在家是最受寵的孩子，身為男孩又是長子，他不管做錯什麼、說錯什麼，都從來沒有得到懲罰。所以小華學到只要大聲一點，人人都會退讓。可以說，小華以攻擊取得自己所需的行為，總是得到獎勵。因為行為的第二規則是「受到獎勵的行為，必定重複」，因此小華這個攻擊他人取得自己所需的原生美好情緒記憶，就讓他不斷出現攻擊他人的行為。往後小華不管有什麼需求，也不管是跟誰相處，他都習慣以攻擊的方式溝通。

再以小婷把錢全花在美容和保養品上為例。從小，小婷的媽媽就不停跟她說，人只要一美就會有人愛，也就會得到幸福和快樂。所以，一開始對於美的這個美好情緒記憶，並不是小婷自己經歷才取得的，這個對美的情緒記憶，是從別人那裡感染到的，這是從屬美好情緒記憶。就是因為對美的這個從屬美好情緒記憶很堅強，小婷長大以後把自己賺的錢都花在保養品上。不只如此，她同時開始嘗試動小刀美容。美容後的她，馬上交到了心儀的男朋友，現在小婷追求美的行為，就受到了更大的獎勵。行為的第二規則告訴我們「受到獎勵的行為，必定重複」，所以小婷去動的美容手術就開始愈來愈大。

所以我們看得出來，行為是跟著懲罰和獎勵在走的，受到懲罰的行為，我們將來就會想逃避，而受到獎勵的行為，我們將來就會想重複。當這個原本是要確保我們生存的機制走偏了，不能掌控逃避或反覆同一個行為時，就會阻礙生活，打亂身體或心理的平衡。

就像小明不能跟人直接溝通，人家總是不尊重他、占他便宜，每次這樣的事情發生，他就只有生悶氣講不出口的分。或小美每天一起床，就想起要去做自己一點興趣和熱情也沒有的工作，心情馬上就低落鬱悶。小華動不動就攻擊他人的溝通方式，讓他的婚姻瀕臨破裂。小婷不停地將自己往刀子上撲，讓她的健康瀕臨破產。這些問題，都會以很真實的方式，影

響我們真正的幸福、快樂和健康，而想要破解自己的行為，就必須審視自己的痛苦與美好情緒記憶，因為在那裡，就有我們要如何改變的答案。

破解他人的行為讓生活向混亂說再見

在生活中讓人最苦惱的事之一，除了搞不清楚為什麼自己會做某些事外，就屬弄不懂為什麼別人會做某些事了。

我們想知道他人為什麼做這些事，通常是因為他們所做的事已經影響到我們的生活。我們常常花很多時間在猜他們到底在想什麼，因為我們覺得，只要自己知道他們在想什麼，就能知道他們為什麼這麼做。其實猜人家在想什麼是件很累也很無效的事，因為人心裡想什麼只有他自己知道，我們是永遠猜不著的。

不過，就因為行為是跟著懲罰和獎勵走的，所以想知道人為什麼做某些事，我們應該要關注的是他們的行為，而不是他們的想法。

因為行為是外顯能夠觀察分析的，所以我們可以看得出來他人不斷重複的行為是受到了哪些獎勵，而他人不斷逃避的行為又是受到了哪些懲罰。

因此，破解並管理他人的行為其實無需讀心術，也不需要有心理訓練，想要管理他人行為，只要認真觀察他人在行為後得到的是獎勵或懲罰就一定能成功。

我在門診時，最常聽到大家抱怨自己已溝通過的行為，他人卻依舊不改變，他們常跟我說：「講了有什麼用？」「講了也是白講。」其實，當你苦口婆心地溝通過了，可是他人卻無動於衷，依舊我行我素的最大原因，是因為話是不值錢的，只有行為才是金（talk is cheap, behavior is gold）。要記得行為是跟著獎勵和懲罰在走的，行為並不是跟著「話」走的。所以，

獎勵和懲罰就是管理行為的準則，而這些管理準則，必須要由行為去完成，只用講的是不管用的。

比如，你跟人說下次麻煩你不要再遲到，可是下次他再遲到時，你除了生氣大聲抱怨外，並沒在行為上跟進給予懲罰，該吃的飯還是吃了，該看的電影還是看了。你的抱怨因為只有話語而沒有行為所以顯得不值錢，因為對方的情緒記憶是「我遲到你生氣，又怎樣，你明明不會怎樣，光會唸，被唸不痛又不癢。下次我為什麼要趕著不遲到呢？」你的情緒並不能對他人有任何影響，所以你的感覺，跟他人又有什麼關係呢？情緒要配上行為，他人才可能真實地體驗到你到底要什麼。所以我常說，人不是生來聽話的，人是生來「聽行為」的。

既然人不是生來聽話的，在分析他人行為時，我們要看的就不是「你講了什麼」，而是在他人行為產生之後「你做了什麼」。

我們先討論「他人同一個行為不斷重複」的例子，比如「他用完東西從不會自己收，我講了多少次也沒用！」或「孩子已經有工作了還是動不動就回家要錢，跟他講了錢要省著用也不聽。」或「這個小孩跟我們要糖，要不到就坐在地上哭鬧，怎麼罵都沒用。」就像我說的，罵、講、勸誡都是說，這些話都不值錢，但「你做了什麼」才是金，所以我們要看的是他人這些行為出現後，我們都做了些什麼。如果說他人行為後面接的是以下當事人的行為對應：

他人的行為	當事人的行為對應
用完的東西不自己收	一邊唸一邊幫著收好
孩子回家要錢	一邊勸誡一邊給錢
小孩要不到糖就哭鬧	一邊罵一邊給糖

從這裡我們可以看得出來，東西不收後有人會幫著收，錢不夠用也有人幫著付，哭鬧就能得到糖，也就是說，他人的這些行為，其實都是得到獎勵的。我們都知道，行為的第二條規則便是「受到獎勵的行為，必定重複」。難怪，這些人永遠不會自己收好東西，永遠都會回家要錢，永遠都會在要不到糖時哭鬧，因為當事人一直不停地在獎勵這些行為。

他人的行為	當事人的行為對應	他人的行為得到……
用完的東西不自己收	一邊唸一邊幫著收好	獎勵
孩子回家要錢	一邊勸戒一邊給錢	獎勵
小孩要不到糖就哭鬧	一邊罵一邊給糖	獎勵

這些都是行為不斷重複的例子。但那些總是不出現的行為，也讓人很困擾，如「他從來都不送我花」或「孩子的事他從來都不管」，或「這些人怎麼都要推一下才動一下？不推都不會自己動哦！」

人的行為通常都會有例外，但如果他人行為出現例外時，當事人都用以下的行為對應：

他人的例外行為	當事人的行為對應
送花	「嫁給你二十年你才送花，今天是不是太陽打西邊出來啦？」
幫著教孩子數學	「你每次教數學都講得那麼複雜，誰聽得懂呀。」
自動做好事情	挑剔這裡也沒做好、那裡也沒做好

我們可以看得出來，當他人出現了我們希望看到的行為時，這些行為有的是被諷刺、有的是被貶低、有的是被挑剔，很顯然地，這些行為是被懲罰的。

我們都知道，行為的第一條規則是「受到懲罰的行為，終會消失」。難怪，往後他人要盡力避免這些行為——最好不要送花，因為會自找罵挨；也最好不要參與孩子的事情，因為會被貶低看不起；更不要自動自發，因為會被挑剔來挑剔去。他們這些好的行為會消失不見，就是因為當它們出現時，受到了當事人的懲罰。

他人的例外行為	當事人的行為對應	他人的行為得到……
送花	「嫁給你二十年你才送花，今天是不是太陽打西邊出來啦？」	懲罰
幫著教孩子數學	「你每次教數學都講得那麼複雜，誰聽得懂呀。」	懲罰
自動做好事情	挑剔這裡也沒做好、那裡也沒做好	懲罰

　　在心理領域那麼多年，我發現人的情緒很複雜難懂，但行為卻很簡單易懂。情緒記憶是行為的鑰匙，因為有它，行為其實只遵循著兩條規則，那就是「得到懲罰的行為，終會消失」和「得到獎勵的行為，必定重複」。所以，想要破解自己和他人的行為，只要把握這兩條規則，就可以找出行為的根源和規律，做有效的管理。

該怎麼做

　　我們都說人要「創造」命運，因此，命運是「實做」出來的，它不是「想」出來或「說」出來的。這就是為什麼，如果我們接納和肯定自己的感覺和情緒後，如果沒有行動上的改變，只說不做一切都是空談。

　　例如，小美知道她不快樂、很憂鬱、不喜歡現在的工作，卻不做行為

上的改變，因此小美永遠都只能不快樂、憂鬱，做自己不喜歡的工作。這是在跟自己相處時出現的狀況。

當我們在跟他人相處時，也會有一樣的情形。在我們已經清楚地溝通自己的情緒與需求後，如果沒有行為跟進示範什麼是你要的、什麼是你不要的，那他人的行為也只會原地踏步，不可能有所改變。我們也就只能永遠抱怨他人都不願為自己改變。沒有好習慣辛勤管理自己與他人行為的人，就像斷帶的錄音機一樣，不停抱怨同一件事情而不自知。所以，想創造命運，就一定要學會管理自己與他人的行為。

1. 管理自己的行為：

我認為改變自己的行為，是改變生命的捷徑，人都必須先改變自己，才可能改變自己的世界。所以管理自己的行為，就是改變生命一股最強大的動力。

我們的行為，都是遵循著行為的兩條規則在運行，所以，當我們想改變自己的行為時，要檢視的就是目標行為（target behavior）原本受到的是懲罰還是獎勵。目標行為也就是我們想要改變的行為。我們必須了解，這些懲罰和獎勵是如何主導過去的行為？如果未來的行為想要有所改變，要如何建立新的情緒記憶？

我們以小明無法拒絕他人為例。小明是個 yes man，人人對他都可以有求必應，他從不跟人說 no，不管什麼事，他都拚了命地完成，把自己弄得疲憊不堪。他知道自己很不喜歡讓人隨意使喚的感覺，如果想改變這個感覺，他一定要有行為上的改變，他必須學習拒絕他人。所以，小明的目標行為便是「無法拒絕他人」。他仔細回想這個行為的情緒記憶，有了以下的發現：

小明的行為	大人	小明的行為得到……
拒絕大人的要求	恐嚇、打罵	懲罰
答應大人的要求	稱讚、親吻、擁抱	獎勵

　　小明的原生情緒記憶告訴他，當他拒絕他人的要求時，會出現痛苦，有的是懲罰；而當他答應他人的要求時，就會出現美好的情緒記憶，有的是獎勵。「受到懲罰的行為終會消失、受到獎勵的行為必將重複」，難怪小明總是急著想答應他人的要求，且不敢拒絕他人。

　　因此，如果小明現在想改變「無法拒絕他人」的行為，就要為自己的行為建立新的情緒記憶。於是小明開始做行為上的改變，他開始拒絕他人，同時記錄他人的行為反應，結果如下：

小明的行為	其他人
拒絕A的要求	A擺臭臉，走掉了
拒絕B的要求	B討價還價了一陣，看沒希望，也走掉了
拒絕C的要求	C聳聳肩後就走掉了

　　小明發現，即使有人擺臭臉讓他害怕，可是那個人卻沒有打罵或恐嚇他，其實小明的生存並沒有受到威脅，而其他人更是沒什麼大反應。拒絕他人的行為沒有得到什麼懲罰，沒有懲罰，就是獎勵。小明得到大大的鼓勵，懂得拒絕他人，讓他能有多點時間陪家人、做自己喜歡做的事情，他的心情一好，身體就跟著好。他為自己拒絕他人的行為，建立了一個新的美好情緒記憶，受到獎勵的行為，往後就會重複，小明因此愈來愈懂得平衡自己、適時拒絕他人，日子過得愈來愈順心。

所以，管理自己的行為只有兩個步驟：

A. 找出目標行為過去的獎勵和懲罰。

B. 為新的行為建立新的情緒記憶。

2. 管理他人的行為：

美國著名心理學家菲利浦・麥克奧（Dr. Phillip MacGraw）的至理名言便是「人家怎麼對待你，是你教出來的。」（you teach people how to treat you）精準一點說，人家怎麼對待你，是你懲罰和獎勵出來的。所以那些因為學會管理他人行為，而讓生命大轉向的人總是會說，「管理他人的行為其實很簡單，那就是做錯了不忘懲罰，做對了不忘獎勵。」

我們拿上述「先生用完東西從不會自己收」、「孩子已經有工作了還是回家要錢」，以及「小孩要不到糖就坐在地上哭鬧」為目標行為，假設當事人都已經以肯定式溝通模式去表明自己感受，說明了是什麼行為導致這樣的感受，和希望在未來見到什麼行為。

溝通如果能做好，當事人的界限就能清楚呈現，這時，就可以開始管理行為，那就是以這個界限為基準，開始獎勵和懲罰。所以管理他人行為的步驟就是：

A. 當他人不再侵犯你，離開你的界限時，不忘大大地獎勵他們的行為。

B. 當他人再次侵犯你的界限時，不忘懲罰他們的行為。

比如，先生用完東西又不收，這次太太就不再說什麼了，因為話是廉價的，她以行動去懲罰先生不收東西的行為。所以她就讓先生沒有收好的襪子、衣服、鞋子、報紙躺在原地。一個星期過去了，先生沒有襪子和衣服穿，他也找不到鞋子，先生不收東西現在給自己帶來了不方便，得到了懲罰。第二個星期，先生記得把脫的襪子、衣服放進洗衣籃內，雖然鞋

子、報紙還是亂扔，但是，因為行為已經有所進步，他開始往太太界限外移動，如果這時不即時獎勵，這個進步的行為就等於得到了懲罰。因此太太跟他說：「謝謝你把襪子和衣服放進籃子裡。」再補一個香吻。第二天，先生把脫好的鞋子放進鞋櫃裡時，又因為太太很注意先生「做對了沒」而非「做錯了沒」，所以這個收東西的行為就又被太太看到了，先生再被感謝了一次，又得了一個香吻。太太這樣反覆懲罰和獎勵先生的行為，他不收東西的壞習慣就漸漸改掉了，往後不用別人提醒、不用別人獎勵，先生都會自己把東西收好。

再來看已經成人的孩子又回到家要錢，父母是如何管理這個行為的。孩子一進門就跟父母要錢，爸媽不再說什麼，因為該說的該教的都已經做了，所以沒人理他，他們都看自己的報紙，喝自己的茶。孩子又在一旁試探了一會兒，父母依舊無動於衷，孩子沒轍，只好摸摸鼻子走了。孩子回家要錢，沒要到錢就沒得到獎勵，沒有獎勵，就等於懲罰，這個伸手要錢的行為終於得到了懲罰。過了一陣，孩子回家，這次他並沒有開口跟父母要錢，只是閒聊工作，沒有要錢表示孩子的行為已經移出了父母的界限。他走前，懂得管理行為的爸媽把他抓住，跟他說：「我們都很驕傲你自己賺了錢，自己能管理，不用再跟我們伸手要錢了。」父母一人給孩子補一個擁抱。父母這樣反覆懲罰和獎勵孩子的行為，最後孩子就不再跟他們要錢了。因為跟父母要不到錢，所以這個成年孩子終於必需懂得如何節省理財，而不再欠下卡債。

最後我們來看小孩子要不到糖坐在地上時，大人該如何管理這個行為。小孩子在店裡要買糖，大人不買，他碰地一聲就往地上坐，開始大哭。由於大人已經講過了，不能每次去店裡都要買糖吃，所以現在沒什麼好講的，就讓孩子坐在地上哭。大人不理會他，孩子愈哭愈大聲，但是這個哭鬧的行為不但要不到糖，而且還沒人理他，漸漸他哭累了就沒聲音

搞不清楚界限可能出現的後果

當我們搞不清楚界限，錯把他人界限當成我們自己的界限時，別人的想法只要跟我們不同，就會讓我們有情緒。比如，孩子對彈琴沒興趣，父母感到很生氣或極度失望。又比如，你愛吃辣但是別人不愛吃辣，你卻不斷想說服別人辣有多好吃。他人界限內的事其實跟我們不相干，他人的喜好、興趣、決定，甚至情緒都不是我們的，可是，我們卻常對它們有意見，這就是搞不清楚自己界限和他人界限在哪裡的結果。

有的時候，他人搞不清楚界限，把我們的界限當他們自己的使用，是我們長久以來的行為所教出來的。就像上述的小孩以哭鬧威脅要糖，買不買糖明明是大人界限內的事，因為錢是大人賺的，可是大人沒有教育孩子那是他的界限，只要小孩一以哭鬧威脅，就掏錢買糖，久了，孩子就會以為大人的錢就是他的錢。這孩子成年工作以後，還是只要回來擺臭臉威脅父母，就可以得到錢，如果這時父母繼續讓這個孩子以為，我的界限就是你的，我的錢就是你的錢，這個界限一直沒有教育和分割清楚，到最後父母真的沒錢可以給了，孩子就大發脾氣了。那錢不是他的，父母不給他本不應該生氣，但是現在他以為父母的界限就是他的，父母不給錢就是踩他的界限，他當然會有情緒。我們在社會新聞上看到孩子要不到錢就放火，就是這些情緒爆發的表現。就這樣，孩子現在要糖你給，往後孩子要錢你還給，最後他就可能跟你要命。這就是沒有即時教育他人你的界限在哪裡的後果。

所以，如果你發現自己會為別人界限裡的事而出現情緒，就要審視和釐清自己的界限和他人的界限。而如果你發現他人會為你界限內的事而出現情緒，你就要即時教育他們，你的界限在哪裡。

了。沒糖吃就沒獎勵，沒獎勵就等於懲罰，因此哭鬧的行為得到了懲罰。第二天進店裡，孩子又跟大人要糖，大人拒絕後，孩子就跑去看玩具，並沒有哭鬧。這時，懂得行為管理的大人就即時跟孩子說：「你今天沒有要到糖也沒有哭鬧，真的好乖哦。」再補一個擁抱。大人這樣反覆懲罰和獎勵小孩子的行為，最後小孩子就不再因為要不到糖而哭鬧了。

由以上的例子我們可以看得出來，一個好的行為管理者有以下幾個特點：

1. 不只注意別人做錯的事，他們還特別注意別人做對的事：

在跟人溝通我們希望見到的行為後，如果我們不停在找別人做錯的事情來懲罰，這並不表示別人就能夠開始重複做對的事情。如果行為只有被懲罰而從不被獎勵，人只會知道自己哪裡做錯了，卻很難知道自己怎麼樣做才對。溝通時描述的行為很抽象，大部分的人都要行為被即時發現，才知道你說的到底是什麼。所以，如果老是只挑別人做錯的事，卻不即時獎勵他們做對的事，他人就很難想像你到底要的是什麼，因為行為沒有示範，很難重複與學習。這就是為什麼好的管理者不但有勇氣懲罰他人的行為，高效率的行為管理者，也都很會獎勵他人的行為，而且他們花最多的精神在注意他人做對的事情上。

2. 獎勵和懲罰行為時都很精準：

如果我們在獎勵和懲罰時，沒有說清楚現在懲罰和獎勵的到底是哪個行為，那麼他人也會丈二金剛摸不著頭腦。比如小朋友哭鬧要糖，大人跟他說：「你這個小孩怎麼那麼壞？」你這是說他哪裡壞？要糖壞，還是哭鬧壞？又比如在獎勵孩子時，大人跟他說：「你這個孩子真乖。」你是說他不要糖乖？還是說他不哭鬧乖？上述的太太在謝謝先生時，如果沒講清

楚她謝的是他哪一個行為，那麼先生今天做了那麼多事，他怎麼知道自己為什麼得了一個香吻？上述的父母如果在獎勵孩子不伸手要錢時，不跟他說清楚他們是為了什麼行為而誇獎他，孩子怎麼知道往後要重複什麼樣的行為，才能取得父母的認同？所以，懂得行為管理的人，都知道獎勵和懲罰時，要對準了目標行為直直地來，把別人到底做了什麼才受到懲罰，和別人到底做了什麼才得到獎勵，都標示得清清楚楚。

3. 獎勵和懲罰行為都很即時：

當他人的目標行為出現時，如果我們不即時給予獎勵或給予懲罰，錯誤的情緒記憶就會被儲存，往後出現的行為，就不會是我們願意見到的。比如，上述先生把鞋子放進鞋櫃裡，如果這個行為沒有即時得到獎勵，那麼先生努力改變自己這個行為，就沒有人理會，這個行為的情緒記憶可能就是「很不值」。既然努力改變自己，太太根本就沒看到，很不值得，那下次還是不要努力好了。所以，不管獎勵或是懲罰行為，即時管理就變得很重要。

4. 獎勵和懲罰行為都很一致：

由於行為是跟著獎勵和懲罰走的，所以如果獎懲不一致，行為也就會跟著不一致。好似上述成年孩子回家要錢的行為，如果他有時伸手要得到錢，得到獎勵，有時伸手要卻得不到錢，得到懲罰，或是，他有時伸手爸爸不給錢、媽媽卻在私底下塞錢，那麼這個行為的獎勵和懲罰便不一致。這樣不一致的獎勵和懲罰，在這個成年孩子的眼裡，是一個很混淆的訊息。父母說不再給他錢花，要他自己學會理財，有時卻還是給他錢，爸媽說的卻沒做到，所以爸媽說的話其實可以不算數。那以後他們再說什麼，也不用太重視。

5. 懂得對人來說什麼是共通的獎勵和懲罰：

常常觀察他人行為的人都知道，人會願意改變行為，是因為他們關心我們、在意我們的感受。因此，當他人改變行為而受到我們衷心的感激時，這便是最大的一種獎勵。雖然那個感激可能只是一句話、一個擁抱，或一個親吻等，但由於它們都能在情感上產生更緊密的連結，所以對於在乎我們的人來說，它會是最大的獎勵。同樣的道理，對於在乎我們的人來說，最大的懲罰就是失去與我們在情感上的連結，也就是我們的注意力，不管這個注意力是正面的，如好言好語，或是負面的，如大聲罵人。所以我們可以看得出來，在管理行為時，獎勵和懲罰都無需借用物質，因為行為管理的目的是為了要連結情感，而物質對於情感連結的效用很低。所以，最有效的共通獎勵是衷心的感激，而最有效的懲罰通常是移除注意力。

6. 尊重他人的界限，也同時尊重自己的界限：

懂得管理的人，很清楚自己有界限，別人也有界限。他們知道在界限外的是行為，在界限內的屬於心裡想的事。行為是受自主神經系統在掌控，是人的意識可以控制的，因此要求和管理他人改變行為是合情合理的。但是，人心裡很多事是自律神經系統在掌控的，來自於潛意識，是他們自己無法改變的，像情緒、喜好、興趣等，不但如此，心裡想的事情我們看不見，看不見無法觀察的事物，是無法管理的。因此要求和管理別人想什麼、喜歡什麼、愛吃什麼，是不合理又無效的事。以上述小孩子要糖吃哭鬧來說：孩子喜歡吃糖，這是他腦子裡界限內的事，如果我們去管理，就越界了。所以，大人不是跟他說：「吃糖會蛀牙，所以你不可以喜歡它。」大人很清楚錢是自己的，所以買不買糖是大人界限內的事，孩子無權要求。因此，現在大人管理的是孩子界限外要糖的行為，而非他界限

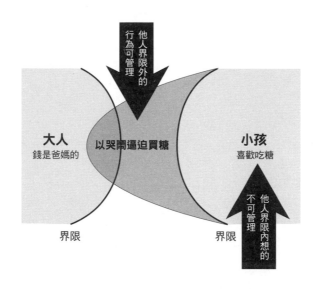

圖9：分清自己和他人界限的範圍才能有效行為管理

內喜不喜歡糖這事。同樣的道理，別人對你有什麼看法我們管不著，因為那是他人界限內的事，但是，他人對待你的方法卻一定有法可管，因為那是界限外的行為（見圖9）。

7. 一次只管理一個行為：

人要為他人改變自己的行為，是需要勇氣、時間和精力的，因此大多數人一想到要改變自己的行為，自然很頭痛。所以，當我們要求他人改變行為時，也要考慮到他們的感受，這就是為什麼懂得管理他人行為的人，都一次只管理一個行為。

如上述的太太在管理先生的行為時，她不會貪心，這次只管理養成收東西的良好習慣，她不會在同一個時候也要先生學會馬桶用完蓋子要放下來，不回家要記得打電話，有情緒不藏在心裡要講出來。因為，雖然改變

這些行為對於分享同一個空間的夫婦關係都很重要，但是，一般人在聽到第三樣自己必須改變的事情時，耳朵就自動關起來了，所以太太每次都只專注在管理一個行為上面。精明的管理者，都會體諒他人在改變行為時必須投資的努力和精力，他們都會想清楚，到底什麼才是對改善現況最重要的行為，一次只選一種行為管理。

當初我在心理領域中會深深被行為吸引，是因為它的規則簡單易懂，不難操作。當我有好習慣觀察、管理自己行為後，就能時時了解自己的行為是從哪些情緒記憶中形成的，適度修正。當我開始有習慣觀察、管理他人行為後，我就不再需要提心吊膽地去猜人家心理在想什麼。如「他為什麼會這樣做？」「他到底喜不喜歡我？」其實這種猜測人家心裡在想什麼的習慣，本身是個越界的行為，所以對人與人之間的相處沒有好處反而有害。因為懂得了管理行為，他人就很清楚做了什麼事就是越界侵犯，因為這些行為會被懲罰，他人也很清楚做什麼事不是越界侵犯，因為這些行為會被獎勵。這樣的人，讓人與他們互動時，感到安全好相處。

有好習慣不猜人家心理在想什麼，而只看別人在做什麼，我們就很容易判斷他人是如何對待我們的。由於行為管理的目的，本就是為了要讓自己和那些在乎我們的人，做情感上更深的連結，所以觀察行為時很容易就知道他人到底在不在乎我們的感受。如此一來，我們會很清楚哪些關係值得保留，而哪些關係最好終結，以確保自己的身心健康。

我最常聽到人對管理行為的反應是：「好麻煩哦，要做那麼多事！」其實，行為不管理好，麻煩事才多。就像人一天都要吃三餐，但那些嫌吃很麻煩的人，就不會把三餐當成滋養身體的機會，而把它們當作負擔。因為嫌吃很麻煩，所以就亂抓垃圾食物。因為不把吃當作一件重要的事在做，所以身體沒有得到豐富的營養，最後生病跑醫院，不但麻煩，而且痛苦。同樣的道理，每一天我們都有行為產生，嫌管理行為麻煩的人，不把

這些行為當作機會，而把它們當作負擔。因為嫌它很麻煩，所以不管是自己的行為或他人的行為出問題，都擺著不管，最後問題掩不住爆發時，情緒會更鬱悶，弄到最後關係終止，心理、身體都生病，只好跑門診，又麻煩、又貴、又痛苦。

所以，當我們選擇不管理行為時，情緒會因為行為沒有修正而不斷冒出，透過下視丘─腦垂體軸線，心理的毒愈侵愈深，把身心健康弄垮。而且，當我們選擇不管理行為時，不但自己會生病，也會造成他人生病，就好似上述已長大成人的孩子伸手要錢的行為，如果不管理，孩子永遠不懂

尊重人性的互動式行為管理

其實，行為學（behaviorism）的理論源頭，是以狗的實驗為理論基礎的。心理學家伊凡‧巴甫洛夫（Ivan Pavlov）發現，在狗吃到東西前搖鈴，未來狗就算沒見到食物，可是只要聽到鈴聲，就會流口水。這個以外在刺激引起行為改變的過程，就是所謂的操作制約（operant conditioning）。

以致後來約翰‧華生（John Watson）和伯爾赫斯‧史金納（B. F. Skinner）認為，心理學家應著重於可以觀察的行為，而非鑽研於無法觀察的思想。如此一來，病患的進步才能夠被測量，心理學家也才能對自己的工作進度負責任。

以往我在做學校風險心理諮商師（at-risk counselor）時，所接觸和面對的學生都是自殺風險最高、傷害他人風險最高、情緒最不穩定、學習最有障礙的學生。我發現與他們溝通的效果很小，但是，行為學裡的行為管理技能，卻非常有效。可是我在操作行為學時感到很困擾，因

得理財，父母再有錢也無法照顧他一輩子，最後嚐到惡果的依舊是孩子。所以，一人生病，行為不管理，跟他相連的人，人人都要生病；透過行為管理，我們從自己取回健康開始，跟我們相連的人，也就人人都能往痊癒的路上走去。

因此，如果你想扭轉生命，就必須起而行。把自己的行為管理好了，就能深刻地認識自己。當你話說出後跟進的是辛勤管理他人行為時，你說的話才可能鏗鏘有力，你才可能被重視和尊重。所以，想創造自己所要的命運，就要懂得如何管理行為。

為人和狗是不一樣的。後來跟學生互動時，我發現只要把他們的感受和情緒考慮進去，讓他們的界限能夠清楚呈現，教育他們如何溝通自己的界限之後，我就不再只是單向管理，我們就真正成為雙向的相處了。所以，我糅和了行為學的精華，加上了人類的情緒，讓界限呈現，稱它做互動式行為管理，運用它為管理關係的工具。

由於互動式行為管理把人的情緒加了進去，因此，使用這個方法的人在管理行為時充滿了人性。

他們不但都是最尊重他人情緒的人，他們同時最尊重他人的思想，從不費時猜測別人的想法和心意，更不去控制他人的思想。而且，他們從來不專注在錯誤上，他們總是不停在尋找別人做對的事情。又由於被管理的人也會慢慢被傳染學會有效溝通，所以到最後，雙方互相管理，大家比誰的溝通有效且有藝術，大家也都拚命在找對方好的地方，看誰比較會獎勵。

這樣管理行為，沒有失去人性的顧慮，而且，這樣管理關係，關係不好實在很難。

4 運用自由意志生命可以不一樣

　　所有的動物，都因為感覺和情緒而知道怕火，所以森林火災時，總有成群的動物慌忙逃亡。所有的動物，都因為感覺和情緒而怕危險，一聽到槍聲，牠們就不敢靠近。大部分的動物，都因為感覺和情緒而知道要生存，因此在災難來臨時，會捨棄後代讓自己往前進。唯獨人類不同，消防隊是往火裡跑、警察是往彈林裡闖、災難來臨時，父母常是以身護子而犧牲自己。多數脊椎動物的腦部結構與人類的沒有太大的不同，那麼，為什麼人類的行為竟會跟動物有如此大的差別？

　　這個問題的答案，人類已經想知道很久了，各領域都提出各自的理論，它們之間有許多歧見，但有一點卻是大家一致贊同的，那就是我們跟動物的不同，一定跟意識有關。

　　因此，二〇〇八年英國南安普敦大學（University of Southampton）成立「人的意識研究工程」組織（The Human Consciousness Project），這是世界上最大型的意識研究，參與者不只來自世界各地，而且還跨越各種領域。就像當初規畫 DNA 工程般，這個組織希望能將意識的全貌拼湊起來。就在這個拼湊的過程中，我們找到人類意識與動物最大的不同，就是人類意識其實是有高階主管的，而那個主管便是自由意志。

　　這個計畫的初期研究報告中，曾描述過人類在宣告死亡後依舊能感知外在環境的狀況。死亡宣告通常是在人的心跳、肺呼吸與腦部活動停止後，但有時也有人可能在死亡幾分鐘或甚至一小時後經急救復活。研究人

員可以從這些復活的人口中，記錄到清楚有邏輯的死後經驗。也就是說，人被宣告死亡後，雖然腦部活動已停止，應該不再有意識，但是，很明顯地他們卻還是能體驗和描述死後發生的事。如果意識停止運作後人還能繼續有體驗，這表示我們的意識其實是有上級的，而這個身心的最高指導單位，便是自由意志，也就是因為有了它，人才跟動物有所不同。

歷史上對於自由意志的描述甚多，我最喜歡的要屬人本主義心理學派學者維克多‧弗蘭克（Viktor Frankl）的個人經歷。弗蘭克博士是納粹集中營的生還者。他曾在集中營中親眼看著所有親人被殺害，最後留下他一人，光著身體、極為羞辱地被關在不見天日的小房間裡。惡劣的環境本已讓弗蘭克博士失去了求生意志，但有一天他突然發現，雖然處身在這個不見天日的小房間裡，但他依舊可以在大腦裡見到藍天白雲。這個自主權，世上沒有任何力量能左右，包括拿著槍的人。這，就是自由意志（free will）。弗蘭克博士有了這個發現後，決定要想盡辦法生存下來，與世人分享。他的分享解放了千千萬萬的人，讓我們能在經由運用自由意志後，拓展自己想要的人生。

內在環境、感覺情緒、行為和意識，它們全體的主要任務都是為我們於外在環境中求取生存。但是，弗蘭克博士即使身處不見天日的房間，閉起雙眼，卻依舊能看到藍天白雲，這並不是外在環境所能影響的，他看到的，是來自自由意志，因為自由意志不受環境的限制（見圖10）。

其實不只弗蘭克博士的眼睛閉起來能見到藍天白雲，我們每一個人的眼睛閉起來時，也都能見到藍天白雲，因為我們每一個人都有自由意志。就是因為我們有自由意志，所以人才可能出汙泥而不染，在被背叛後依舊能信任，在沒有愛的家庭中長大卻能愛別人，在被傷害後依舊能原諒。意識協助我們生存，而自由意志則幫助我們茁壯、堅強。意識幫助我們有效應對外在環境，而自由意志則幫助我們豐富精彩人生。意識能拯救我們的

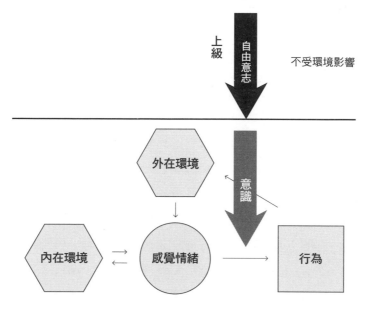

圖10：自由意志是意識的上級，且不受環境影響

身心，而自由意志則能解放我們的靈魂。

　　自由意志到底要如何運用與鍛鍊呢？那就要從它的忠實下屬——意識——理解起。

重建思想等號重建自己的潛意識

　　感覺和情緒於潛意識生成後，就進入意識。當情緒形成情緒記憶後，它們也是進入意識，因為意識就是我們全部經驗的倉庫。在意識中，人的感覺、情緒、記憶集結起來，就產生思想。所以，思想就是我們感覺、情緒、記憶累積的結果，由於它們是經驗的累積，因此即使是對同樣的人、事、物，不同的人都會有不同的思想，因為我們的經歷不同。

比如有人吃了蘋果，覺得好酸，所以蘋果＝酸。有人吃了蘋果，覺得好甜，所以蘋果＝甜。有人的蘋果總是媽媽細心削皮後吃的，所以蘋果＝美好的。但有人看了白雪公主，看見公主吃了一口蘋果後就死去，所以蘋果＝邪惡的。有人住在蘋果盛產地，所以蘋果＝廉價的。有人手機、電腦都是用蘋果牌的，所以蘋果＝昂貴的。我稱這些等號為思想等號。由於這些情緒記憶的生成，是我們自己親身體驗而來的，所以這些等號都是原生思想等號。

　　有些我們的思想等號是文化價值所賦予的，它並不來自於我們自己的經歷，如父＝嚴、母＝慈、後母＝邪惡、中國人＝成績好、成績不好＝笨、美國人＝天真、不孝順＝天打雷劈、公主＝嫁給白馬王子、婚姻＝男＋女、燕麥＝健康、肥肉＝不健康等，這些等號稱為從屬思想等號。

　　思想等號的形成跟大腦中所經歷的神經突觸修剪（neuron synaptic pruning）相似，也就是大腦將我們沒有用到的神經修剪掉，以增加神經訊息傳遞的速度。如，亞洲人小時候用不到某些英文字母中的音，所以長大後學英語有些音會發不出來，像 V，這就是突觸修剪的結果。我認為，我們會形成思想等號跟突觸修剪的道理一樣，那就是大腦要增加神經訊息傳遞的速度，減少做決策的時間。它的用意，是想讓我們面對人、事、物時，以最短的時間做出應對的決定。所以，這些思想等號所主導的行為，是事前就打包好的決策。

　　問題是，這些等號常常形成我們對他人、對種族、對角色、對性別、對階層、對飲食、對自己的偏見、歧見，它就是我們先入為主觀念的來源。思想等號常常會讓我們把他人、自己與行為都一起框死。它讓我們的行為像速食，全部是套餐，不管是誰，都是套好了一起來的，不能改變。有了偏見後，我們可能不只對待一個人是這樣，而是對待一群人都是這樣。如果人曾被一個朋友背叛，朋友從此等於不能信任，往後他不管遇見

誰，都不可能找到可以信任的朋友，因為他已有先入為主的概念。就因為這個等號，這個人這輩子不知道要錯失多少可以信任的朋友。又如有人曾被上代家人遺棄，卻被朋友拯救，朋友從此等於家人，往後他不管遇見誰，都把朋友當家人，常常把朋友擺在家人之上。這個人這輩子不知道要被多少不可信任的朋友背叛，且在同時傷害自己真正的家人。

有時，等號會把角色定型，即使是同一個人，我們也可能對他有不同行為。比如一個人有以下兩種思想等號，女朋友＝要哄要寵、太太＝要照顧家庭。當他的女朋友嫁給他變成了他太太後，他對待這同一個女人的態度，很可能會突然因為思想等號的轉換而有所轉變。

常常，我們也會因為給自己下了等號，而折磨自己。我＝愛生氣、我＝笨、我＝醜、我＝不值得被愛、我＝被孤立的、我＝受害者、我＝弱的、我＝失敗的。可怕的是，我們的行為遵循著這些等號走，就好像演員照著劇本走一樣，總是會盡力演出等號後的人生。因此，不是只有黑人才是偏見的受害者，其實我們全都是自己思想等號的奴隸，受其折磨、虐待而不自知。

要解放被奴役的自己，靠的就是意識的直屬上級──自由意志。自由意志能夠將意識中的等號變成不等號，或將等號直接換掉。

該怎麼做

由於思想等號是從情緒記憶累積而來的，因此想要改變它，可以從管理自己的行為做起，回想我們最初的情緒記憶。但是，身體對人的意識有保護機制，因此我們的痛苦記憶常會被埋藏，無法回憶。這樣的情況很普遍，所以常有人會想藉由催眠來敲開記憶。但記憶被鎖起來，並不表示它不存在，想追溯記憶，第一要件是調整內在環境，因為神經系統無法在失

衡的內在環境中順利運作，這包括了記憶的讀取。接下來，就是要說服自己的大腦，你已經準備好可以再次體驗這最初的情緒。給自己時間、給身體時間，慢慢地，這個情緒會找到路回到你的意識中的。最源頭的情緒記憶找到了，接著就能管理自己的行為（參見 167 頁）。

如果找不到這個最源頭的情緒，也沒有關係，想了解、改變自己的行為，我們還可以仰賴思想等號領路。只要我們能找到自己的思想等號，我們就能運用自由意志這個身心大老闆去審核它，再改變它。

1. 找出自己的思想等號：

有一個很簡單的方法可以找出我們的思想等號，就是把你想知道的等號寫在紙上，再把你第一個想到的句子，寫在等號的後面。比如，你想知道自己對妻子的看法，就把「妻子」寫在紙上，後面接上等號，像這樣：

$$妻子=$$

如果你寫出的句字沒有情緒摻雜在內，那麼你可能要回頭先肯定情緒（參見 140 頁）。因為思想等號是情緒記憶累積的結果，因此它多與情緒有糾結，所以多數的偏見才會離不開情緒性的字眼。但當妻子＝小美時，這個等號後面便沒有情緒的痕跡，這樣對自己的思想了解並無太大的助益。如果你試了幾次發現等號後都沒有情緒性的字眼出現時，表示你對這事並沒有太大的感覺，或你不覺得有改變的需要，要不然就是還沒準備好要做改變。在我的經驗中，思想等號探索只適用於已經學會肯定自己情緒

的人。

　　假設有一個人已經學會肯定自己的情緒了，他想知道自己為什麼總是跟女人處不好，所以在紙上他寫下，「女人＝」，如下：

$$女人＝$$

　　如果他在第一個升起的念頭是「難養也」，就把它寫在等號之後，如下：

$$女人＝難養也$$

　　那他接下來要問自己的問題就是，為什麼女人難養？如果答案是「她們都很囉嗦」，他就在紙上寫上另一個等號，再加上「她們都很囉嗦」，如下：

$$女人＝難養也$$
$$＝她們都很囉嗦$$

　　之後他可以繼續問，為什麼女人都很囉嗦？答案可能是「我做什麼我

太太都不支持我」或「我媽媽總是懷疑我的能力」等。他就繼續寫下等號，把這個答案放在等號後面，如下：

女人＝難養也
＝她們都很囉嗦
＝我做什麼我太太都不支持我

我稱這個為思想等號練習。如果這個人再繼續問為什麼，我們很可能可以找到他最初對女人的情緒記憶，或者他在文化中所學習到對女人的看法。不過，不管有沒有找到這個最原始的情緒記憶，這樣的練習都可以讓我們比較了解自己的想法，以及與其相對應的行為，也就是，我們為什麼會這樣想？又為什麼會這樣做？

2. 審核思想等號：

接著我們就要審核現在的思想等號對生活的影響。這個等號是如何影響我們的生理、心理健康，和人際關係的健康？

審核自己的思想等號，其實就是檢討和自省。因為了解思想等號，就會找到那些我們早已不適用的情緒和感覺，而我們卻還是照著等號在行事，做這些事，其實對我們無益，甚至反而對我們有害。比如，上述那個人最後發現他覺得女人很麻煩，是因為他不管做什麼，媽媽都不滿意，都要挑剔他。這是他對小時候與母親互動後累積的情緒記憶，所以他一想到女人就頭痛。可是，帶著這個思想等號，會讓他總是因為覺得女人麻煩，而以搪塞、哄騙等不健康的方式在跟女人相處。這樣的相處模式導致了不健康的關係，嚴重影響他的婚姻生活。所以，當他了解自己這個思想等號

是怎麼來的之後，就會知道原本對女人的看法，已不適用現在的生活了，他對女人的看法不再只能靠著小時候的經驗而定，他應該再次客觀評估他現在生活中的女人是什麼樣子。這個檢討，能讓他打破既定的成見，重新認識自己的妻子，改變既有的行為。這就是自省的力量。

我認為我們的意識其實是沒有動力檢討自己的，因為思想當初是在意識內建構的。但自由意志，卻可以辦得到。自由意志是意識的上級，它有能力檢討我們自己的思想，它也有能力改變我們自己的思想。思想改變了，行為就跟著改變了。

3. 改變思想等號：

當我們決定改變思想等號時，第一個感覺通常是「好輕鬆」。因為思想等號把我們框死了，如果我們把框打破，就會出現解套的感覺。等號被去除了，它的後面空出來，就可以連接任何文字、句子。我們會發現，藉由自由意志，人可以有數不盡的選擇。這些選擇，就好似神經上的樹狀突（dentrite），當我們有需要時，它就會延展、增生一樣。所以思想等號的生成就有如神經修剪，而思想等號的改變，則像神經的延展、增生一般。

但是，隨著選擇而來的，就是後果。

由於自由意志不會被環境影響，因此稱它做「自由」意志。當我們決定要運用它時，我們也跟著自由。自由意志雖不能被環境影響，但不表示它不能影響這整條身心線——從內在環境，到感覺、情緒、行為，到外在環境。因為自由意志能掌控意識，它就因此能遙控行為，行為刺激外在環境，外在環境也就予以回應（見圖 11）。

比如，一個人在自由意志中決定他人＝不可信任的、世界＝危險的、工作＝無聊的、老公＝無用的、太太＝不可愛的、老闆＝無理的、父母小孩＝負擔。那麼，這些自由意志的負面能量，就會透過行為刺激外在環

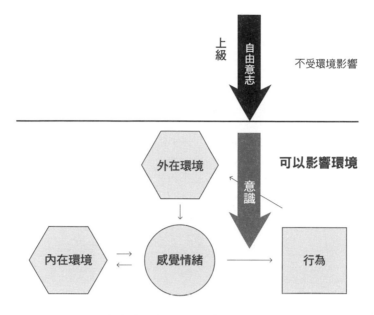

圖11：自由意志不被環境影響，卻可以影響環境

境，外在環境再帶著這些負面能量刺激我們的感覺情緒。由於感覺情緒與內在環境是互相影響的，所以，選擇以負面的方式使用自由意志，最終也會給我們帶來疾病和痛苦。

　　但是，因為你是自由的，所以你也可以決定他人＝是可以信任的、世界＝刺激的、工作＝打獵、老公＝總找得到有用的地方、太太＝總找得到可愛的地方、老闆＝可管理的、父母小孩＝甜蜜的負擔。那麼，這些正面的能量就會從外在環境，經情緒感覺，再回到我們的身體內。感覺情緒與內在環境互相影響，因此，正面使用自由意志，亦能為我們帶來健康、快樂。

　　所以，同樣是運用自由意志，但思想等號後的選擇，卻能帶給我們完全不同的後果。你會得到你付出的，這是一個定律。因此，運用自由意志

時必須小心謹慎，因為它會牽動你的身心，往不同的方向走去。用對自由意志，即使你在煉獄中也可以創造天堂。用錯自由意志，即使你身處天堂，也可以攪和出地獄。

我曾在婚姻中死守著思想等號「我＝受害者」多年，這個等號把我與丈夫的身心都差點耗盡。有一天我決定運用自由意志，將這個思想變成不等號，現在它成了「我≠受害者」。當我的思想等號改變了，我的整個行為地圖也就跟著改變了。我從一個等著他人肯定情緒的人，變成了肯定自己情緒的人。我從一個等著他人接納的人，變成接納自己的人。我從一個等待他人給予讚美的人，變成了會讚美自己的人。我從一個等待他人給愛的人，變成了愛自己的人。我從一個等待他人給予快樂的人，變成了讓自己快樂的人。一個小小等號的改變，改變了我的整個人生。

運用自由意志，能在次序、組織、求生存中，探索生命豐富及多樣化的選擇和機會。運用自由意志，你的過去不再是牽絆，你的未來卻海闊天空地等著你。運用自由意志讓我們不只有動物的求生直覺，它還能給我們人類專屬的人性。

就如同弗蘭克博士的描述，運用自由意志，你可以在黑暗中，也依舊能見到光明。

你可能誤解的正向思考

我們經常把正向思考用錯方向。正向思考是運用自由意志，找到積極主動掌控內、外環境的力量。但我們卻常以它為藉口來打壓自己的情緒、拖延溝通、甚至逃避責任。

比如，有人越界，小明很生氣，但卻想生氣會影響兩人關係，因為委屈自己＝成全他人，還是往好的地方看，自己不要生氣好了，小明覺得這個想法比較正向。但生氣我們不能掌控，因此這叫麻痺自己的情緒，不叫正向思考。麻痺自己情緒不可能讓關係變好，通常都是愈搞愈糟。這個情況下的正向思考應該是關係＝經營管理。既然如此，有效溝通自己生氣的情緒和希望他人改變的地方，再積極管理他人的行為修正，這才可能改善關係。

又比如，小華失業，覺得很喪氣。他找了幾個工作，都沒有下文，小華就想，找工作＝隨緣，該是我的就會來，不勉強。他因此而沒有做好與雇用單位的後續溝通。這就不是正向思考，這是被動。被動的結果，就是永遠找不到好工作。所以，在這個情況下，正向思考應該是找工作＝我的全職工作，因此所有與雇用單位的後續溝通工作，都是小華的責任。也就是因為這種積極主動，小華才可能找得到好工作。

或者，有些人老是便祕。但是，由於他們的思想等號是便祕＝正常，所以就把大便放在那裡，受不了時再找偏方來瀉一下。還有人長期胃痛，但由於他們的思想等號是痛＝止痛，所以胃痛不細究原因，就長期吞胃藥。這都不是正向思考，這是逃避。逃避的結果就是生大病，這些逃避的人，最後要面對的可能是胃癌、大腸癌。所以，在這些情況下，正向思考應該是健康＝我的責任、健康＝不需要依靠藥物，這樣他

們才會注意觀察身體，了解胃痛、便祕的原因，移除這些原因，這樣才能徹底改善健康。

　　所以，運用自由意志和正向思考的意義是，我不再指責他人或等待內、外環境的自動改變，而是我願主動積極地以知識和技能，去修正現在的內、外環境。正向思考的人，總是會扛起屬於自己的責任。正向思考的人與他人相處時，不會隨便委屈自己，也不會犧牲他人，他們求取的，是雙贏的局面。

第四章

調整心理環境，
從心讓疾病轉向

1 疾病和健康是同一條線的左右兩端

　　當初身體會內建感覺和情緒，就是因為身體要它們做我們的情報員、警報器，讓我們知道，身心哪裡失衡了，該做什麼修正。如果我們忽略感覺和情緒，就會離平衡愈來愈遠，最後產生疾病。不過疾病是活的，它不是一開始就是一個樣子的，從疾病初始到最後完全形成，是有時間差的，這個時間差，讓疾病都有進階演進的特性。

　　例如，一開始只是吃完飯後打嗝脹氣，不理會它，就變成了胃食道逆流；胃食道逆流不細究根源，只知道吃藥，再來就演變成了胃痛；最後就得了胃潰瘍。這就是疾病的進階演進特性。就是因為疾病有這種特性，所以只要我們重視自己的感覺和情緒，進一步懂得使用它，同時適度管理行為與運用自由意志，那麼，疾病不管在哪一個階段都可以得到轉向，回歸平衡。

　　人體天生就有自然平衡的機制，當我們體內平衡時身體的運作環境最佳，如血糖平衡或血液酸鹼趨中性時的身體狀況最好。不過，一旦血糖過高或過低、血液過酸或過鹼，我們的身體也都有能力調整，回到平衡點。

　　這個機制給了人類無比的適應能力，它讓我們在各種環境下都擁有生存的優勢。但是，體內平衡機制並非免費的午餐，因此它的運作必須有大量的能量和體內資源支援。所以，如果內在環境失衡過久，那麼身體最終就會失去把它帶回平衡的資源，而出現疾病。

身心健康的最大特徵是有彈性能適應環境

身心既然是綁在一起的,那麼同樣的情況也會出現在心理環境中。不管我們生來有什麼性格,它也都有同樣的平衡與適應的機制。心理環境平衡的人,能樂觀、也同時能做最壞的打算;能生氣、也同時能原諒;能羨慕,也同時願學習;能堅持己見,也同時能尊重他人;能肯定自己的感受、也同時有同理心。當我們身體的內在環境保有彈性時,我們的思維、情緒、甚至性格也都跟著有彈性。這樣的人沒有以偏概全的思考模式,他們不會用「一定」、「每次」、「都是」等字眼去形容事物,他們的情緒與行為,能適時隨著環境的改變而修正,就跟我們的身體一樣,有調節能力的人,可以在各式環境中適應。這樣的人知己知彼,有自己的個性,也能尊重他人的性格;不害怕環境的改變,因此積極主動,從不逃避。所以,身心健康的人最大的特徵就是有彈性,能適應環境。

但是,跟內在環境失衡過久一樣,外在環境與我們的互動也可能會出現失衡過久的情況(見圖1)。比如,不健康的婚姻關係、不健康的親子關

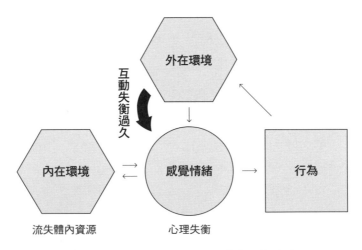

圖1:外在環境與我們的互動也可能失衡

係、不健康的工作關係，這樣的外在環境與我們之間互動的失衡，透過情緒感覺與內在環境的互動，最終會讓體內的資源流失，爆發心理方面的疾病。

因此，心理疾病跟生理疾病一樣，也是進階演進的，不同症狀的出現，是對照著體內資源流失的情況而定。

我們以憂鬱症為例。如果一個人的外在環境突然出現重創，沒有心情好好照顧自己，讓他的內在環境也一併失衡，資源喪盡。最後就變得什麼事都只能做最壞的打算，漸漸失去希望，症狀不停累積，最後就被判得了憂鬱症。圖2所列的症狀是《精神疾病診斷與統計手冊》（*Diagnostic and Statistical Manual of Mental Disorders, DSM*）中憂鬱症（major depressive episode）的判斷標準。這些症狀並非一夕之間就全部出籠，它們其實是進階產生的。從這些症狀中，我們不但可以見到情緒的問題，也可以看得到內在環境生理失衡的足跡，如體重暴減或暴增、睡不著等。待症狀累積至某個臨界點時，就形成了心理疾病，符合憂鬱症的診斷。

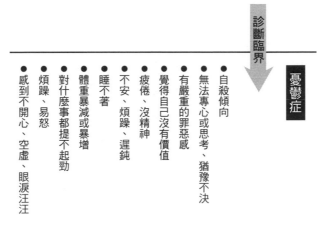

圖2：按《精神疾病診斷與統計手冊》中評判憂鬱症標準所畫出的疾病進階線

再以強迫症為例。一個原本性格就很重視組織條理的人，如果身處在一段壓力很大的人際關係中，沒有胃口，疏於飲食，內在環境跟著失衡，性格和情緒也就開始失去彈性。只要做事沒有按一定的程序，就會極度焦慮。圖3所描述的症狀是《精神疾病診斷與統計手冊》對強迫症的評斷標準，只要症狀累積過了診斷的臨界點，就會被判定是強迫症。但是，你一定也見過沒有被診斷為強迫症的人，他們做事過度仔細、深怕出錯，沒有彈性，只要一點不合意，就非常焦慮、大發脾氣。他們不是生來就有如此刁鑽的性格，每一個人生來的性格都是美好的，會有這些症狀出現，都是因為身心健康失去了適應力和彈性。

　　我們的身心會失去適應力，都是因為內在環境或外在環境與我們互動時失衡過久，隨著體內資源的流失，它會演進、惡化。當我們的心理失去適應力時，它跟身體生病一樣痛苦。因此，不管有沒有疾病的標籤，這些心理的症狀都會影響我們與他人的相處，折磨組織和家庭。所以，不管我

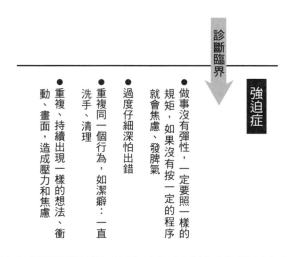

圖3：按《精神疾病診斷與統計手冊》中評判強迫症標準所畫出的疾病進階線

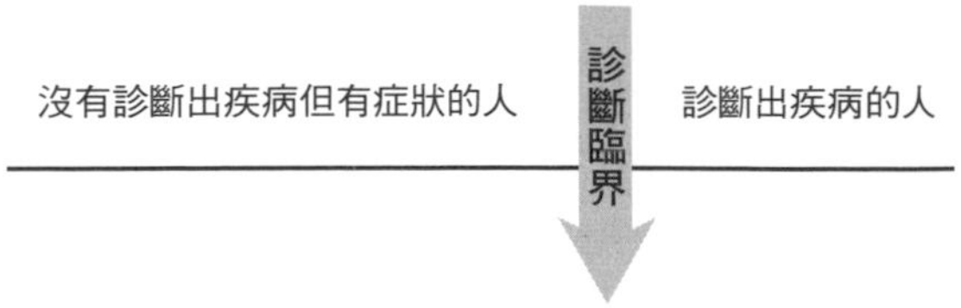

沒有診斷出疾病但有症狀的人　　診斷臨界　　診斷出疾病的人

圖4：疾病和健康是同一條線的左右兩端

們有沒有被診斷出疾病，只要有症狀出現，就有痛苦，這些痛苦跟那些被診斷出疾病的人是一樣的。因此，不管我們有沒有被診斷出心理疾病，大家其實都是在同一條線上，只是要看我們現在是在這條線的哪一端而已（見圖4）。

　　要讓身心健康轉向，我們必須先了解現在的身心症狀是如何走到這一步的。身心檢測清單（見表1）可以幫助我們檢視那些影響身心的內在環境，以及影響我們與外在環境互動的因素。以清單做為檢測工具，看看有哪裡還沒有照顧好，找出我們離身心健康愈來愈遠的根源。

　　在使用身心清單時，記得要以內在環境為起點，因為生理和心理的健康基石，都是建立在健康的內在環境上的。

表1：身心檢測清單

內在環境		外在環境
□血糖	□過敏	□肯定情緒
□營養不均	□重金屬	□管理行為
□脫水	□藥物	□運用自由意志
□化學添加物	□日曬	
□腸胃問題		

2　飲食失調問題（eating disorder）

　　吃這件事，真是再自然不過了。我們必須吃，才能生存，就是這麼簡單。但是，由於食品加工的手續變得繁複、健康理念的混淆、文化對身材所賦予的價值，我們與食物的關係，一下子變得複雜難理。沿著身心清單檢測，可以將我們與食物的關係理清。表 2 是我們與食物之間會出問題的最大原因。

表2：飲食失調問題的主要原因

內在環境		外在環境
■血糖	□過敏	□肯定情緒
■營養不均	□重金屬	■管理行為
□脫水	□藥物	■運用自由意志
□化學添加物	□日曬	
□腸胃問題		

血糖問題

　　吃，是人最強烈的內建獎勵機制，因為身心運作，無一不需營養元素，人一定要吃，才可能生存。

　　在我們停止進食後，血糖會開始慢慢地往下掉。如果這個人的血糖是

平衡的，那麼，每次血糖往下掉時，高血糖素（glucagon）會出現幫忙分解油脂，提供能量，提升血糖。所以，這個人會肚子餓，卻不會難過。身體已習慣燒油的人，必須好幾餐吃不到血糖才會掉到谷底。即使如此，因為保持能量穩定是人體運作很重要的基礎，而血糖平衡就是能量穩定的保障。因此只要我們吃到食物，血糖開始回升時，為了要鼓勵這個行為，多巴胺就會在腦部釋放。多巴胺一釋放，獎勵路徑就開啟，所以我們一吃，就感到美好、快樂、開心，或滿足，以後還想再吃。這是為了確保我們的生存而設定的機制。

但是，當血糖震盪過度時，這整個確保生存的機制卻很可能會變成危害我們生存的來源。

如果飲食不均衡，血糖推得太高，當它衝上去時，多巴胺就會過量釋放。所以，當我們血糖一高，大家會用 high 來形容，因為它釋放的多巴胺量，就跟人嗑藥時一樣。但是，由於糖推得過高，掉下來時就直接進谷底，血糖一進谷底壓力荷爾蒙就氾濫，所以血糖不平衡的人，餓時會很難過，厲害點的冒汗、手抖、脾氣大。這種餓，就不再只是要我們吃的警訊，它變成了危機警報，對身體來說，是段痛苦的回憶，是一種懲罰，往後就要想盡辦法避免。這樣一對比，吃就不能只是保持能量穩定、享受食物的過程，它變成了解除危機的方法。

由於這種人的多巴胺在血糖高升時，是大量釋放的，所以它的獎勵就變得很誇大。而且這種人會因為很怕餓，所以吃的時候總是塞自己。當這種情況發生時，由於每次血糖高升都把多巴胺釋放光，多巴胺不足，人就很容易不滿足、不快樂、不開心，為了解除這些情緒上的空洞，就開始用吃來填補自己的情緒空洞。這樣，他就很容易吃個不停，出現了飲食心理問題。以這種方法吃東西，便是所謂的情緒性飲食（emotional eating）。

就是因為吃這個內建獎勵機制是跟血糖綁在一起的，所以只要是有飲

食失調的人，如暴食症、厭食症等，沒有一個人的血糖是平穩的，它們多是整日震盪不已。

營養不均

營養不均指的是，身體的營養在需要時無法得到，所以它也包含食量不均。食量原本應該隨需要而調節，需要多少就吃多少，不需要時就不想吃。食量的掌控是由體內的荷爾蒙，與腦部溝通，讓我們知道自己什麼時候飽了，什麼時候餓了。這個機制運作順暢的前提是，我們的飲食要均衡，而且不長期壓抑自己已飽或已餓的訊息，塞自己或餓自己，讓飲食過量或過少。但是，這個簡單重要的機制，常常在嬰兒還在用奶瓶喝奶的時期就打亂了。

過去，嬰兒吃奶是從媽媽的乳房中吸吮他所需要的量，媽媽奶量的生產，也是跟著這個量在調整。嬰兒想吃就吃、不想吃就不吃，從不知道吃進多少，也沒有人會計算他的食量。食量是由嬰兒的身體在掌控的。但奶瓶發明後，嬰兒進食就不再只是為了吃飽，它開始變得有目標性。奶瓶上的 c.c. 數，變成了大家餵食的標準，嬰兒無法決定自己要吃多少。進食量的掌控權落在了餵奶的人手裡。常常，餵奶的人把奶瓶上的 c.c. 刻度當成自己的工作進度。就從這裡開始，人長大後進食也出現一樣的狀況，不知道自己需要的量是多少，不知道自己什麼時候是真正的餓，也不知道自己什麼時候是真正的飽，最後，導致內在環境失衡。內在環境一失衡，就很容易引起飲食失調問題（見圖5）。

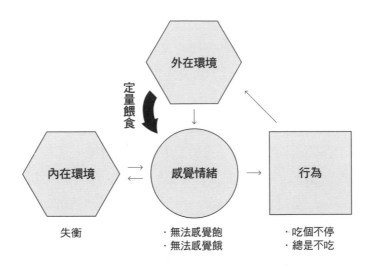

圖5：定量餵食的習慣讓吃的人不知道自己何時已飽或何時已餓

行為問題

　　吃的行為會出問題，多是因為我們不理解自己對它最初的情緒記憶是什麼。如同前述餵奶的例子，餵奶的人把奶瓶上的 c.c. 刻度當成了自己的工作進度，如果嬰兒沒吃到這個量，餵奶的人就失望沮喪。被餵食的人感受到這個失望沮喪，因此食物就不再代表享受，而是壓力。再長大一點，可能明明吃不下，卻被逼著把盤子裡的食物吃完，吃，不但沒有享受可言，反而變成了懲罰。往後再面對它，可能就會反感、沒興趣，演變成只要可以避免吃，就盡量避免。

　　也有些人對食物的經驗則是相反，食物總是跟著慶祝、團聚的美好時光一起來。食物不再只是享受，它還代表了愛和喜悅。吃本身就有強烈的內建原生美好情緒，因為它確保生存，現在再加上更多的美好情緒記憶，吃的行為就更被鼓勵了。這樣的人，常常吃飽了還不想停，他們不是不想

拒絕食物，是不想停止被愛和喜悅。

　　當我們長大後，文化再來插一腳，這個與食物之間的關係，就更複雜了。過重和很多形容詞都畫上了等號，疾病、懶惰、難看、沒活動力、沒自由等；跟瘦畫上等號的則是美麗、幸福等美好的感覺。就因為這樣，原本在吃上很受鼓勵的人，現在可能因為過重受到懲罰，反而不敢吃了。不吃受到「瘦」所帶來的從屬美好情緒記憶極大的獎勵，不吃的行為總是重複。不好好吃，最後弄得腦部化學失衡，引起飲食失調問題，如暴食症（bulimia nervosa）或厭食症（anorexia）。厭食症是用以形容那些愈吃愈少、一直到把自己餓死為止的人。這類有飲食失調問題的人，有高達四〇％的死亡率。暴食症則是那些在大吃大喝之後，把食物全吐出來的人，有這類飲食問題的人，到最後都有嚴重的消化道問題，如被灼傷的食道，或是消化道損傷過度而需要手術重整。至於那些不能拒絕吃的人，則因為食物總是過量，讓消化器官工作疲勞，最後引起消化和體重問題，也是要付出健康的代價。

　　當飲食失調問題一出現，大家想到的都只是控制吃的行為。但行為不能控制，只能管理，如果我們對行為來源不了解，尤其是不了解跟它綁在一起的情緒，就無法著手管理行為。

自由意志

　　因為吃連結著許多情緒記憶，所以圍繞著它的思想等號多到不行，諸如吃＝肥、吃＝快樂、不吃＝瘦、不吃＝沒賺到。這些等號縮短了我們的行為決策，讓我們總是忽略身體感覺在執行吃的行為。問題是，如果這個吃的模式並不支援健康，那麼，一直不加思索地照著思想等號走，只會讓身心離健康愈來愈遠。所以，如果我們想改變自己跟吃的關係，改變自己

的飲食失調，除了把內在環境調整好，還必須運用自由意志，審視思想等號，做適度的修正。

痊癒策略

跟吃相關的問題，有圖6的進階演化過程。

因為吃會直接影響生存，所以在做飲食心理調整時，一定要先照顧好內在環境。順著身心檢測清單的內在環境部分，一項一項往下檢測、調整。

接著遵循管理自己行為的步驟，先了解到底是什麼情緒記憶導致自己逃避吃，或是不能停止重複吃的行為。如果當初吃的行為是受到懲罰，現在要為吃設計獎勵，為它建立新的美好情緒記憶，比如總是跟自己最喜歡的伴吃飯，總是聽自己最喜歡的音樂吃飯。如果當初吃的行為受到過度獎

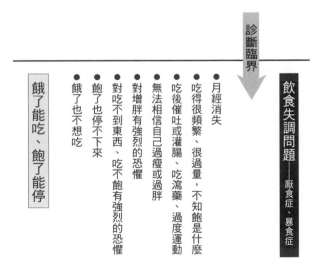

圖6：飲食失調的進階線

勵，那現在要找到代替「吃」來獎勵自己的方法。如果我們吃是為了愛，那就要換一個愛自己的方法；如果吃是為了好心情，那就要換一個能得到好心情的方法。

我們也可以使用運用自由意志的步驟，藉由思想等號練習，找出自己對吃的思想等號。好似，你有沒有把吃跟除了滋養身體和享受之外的目的畫上等號，比如吃＝控制體重。因為，如果吃開始有目的性，你吃的行為就會隨之而改變。你跟吃的關係，就有可能會不健康。因此，當你找到自己對吃的思想等號後，就必須審核它們對我們生活和健康的影響，最後用自由意志去改變這些等號，以改變身心健康行進的方向，讓它調頭往回走。

3 性失調問題（sexual dysfunction）

性跟吃一樣，是腦部獎勵路徑特別加強內建的，性交通常都能刺激大量的多巴胺釋放，科學家常描述性高潮為腦部的「多巴胺風暴」。吃這個行為的重複，是為了確保個人的生存；而性這個行為的重複，則是為了確保族群的繁衍。所以，它本來是再自然不過的事了，只要是人，就應該懂得享受性的美好。

但是，因為性多是跟著情感糾結而來，如果人在感情關係中出現情緒，這個情緒也就會影響性關係。

就是因為如此，文化中對性所累積的情緒記憶，更是多得可怕，這些力量強大的從屬情緒記憶，常常在人還沒有接觸性時，就已開啟往後的性失調問題了。又由於性欲與性功能要靠生理化學來支持，飲食不均的問題會讓原有的情緒問題更加嚴重，結果演變成性欲、性功能問題。

表 3 是我們與性之間會出問題的最大原因。

表3：性失調問題的主要原因

內在環境		外在環境
■血糖	□過敏	■肯定情緒
■營養不均	□重金屬	■管理行為
■脫水	■藥物	■運用自由意志
□化學添加物	□日曬	
□腸胃問題		

血糖問題、營養不均

性交除了是心理反應的結果外，它要完成，最依賴的是運作順暢的生理機制。既是「性」交，那它最忠實的擁護者就是性荷爾蒙。性荷爾蒙是內分泌成員中的一員，透過下視丘—腦垂體—內分泌軸線，內分泌系統中的各個成員是互相影響的（參見 25 頁）。因此，當我們飲食不均，血糖掉下來傷到腎上腺，腎上腺一傷，生殖腺也會跟著不對，整個內分泌系統包括性荷爾蒙就失調。內分泌失調，人不是「不想要」，就是「想要個不停」，形成沒性欲（hypoactive sexual desire disorder），或是性欲過旺的問題。

此外，如果我們偏食又挑食，對有油有膽固醇的食物怕得要死，青菜只用水煮煮、肉上的皮全剝光，膽固醇的攝取量就不足，結果就是營養不均。膽固醇是所有性荷爾蒙的原料，把它關掉，所有與性相關的荷爾蒙也都出不來。

沒有性荷爾蒙，性就失去了它最忠實的擁護者，人就會「想要卻要不到」或是「根本就不想要」，或者有性交疼痛（dyspareunia）的症狀。

脫水

勃起，意指男性陰莖、女性陰蒂或乳頭膨脹的生理現象，這些膨脹都是充血的結果。男性陰莖勃起時，神經系統釋出一氧化氮神經傳導素進入陰莖的動脈，它是一種強大的血管擴張劑（vasodilator），陰莖的動脈一擴張，陰莖便因充血而膨脹。動脈的擴張，剛好擠壓到帶血流出陰莖的靜脈，因此進來的血流增加，出去的血流減少，陰莖得以持續膨脹。

血液裡有九一・四％的水，人體脫水的結果就等於缺血，體內便必須

大力開始水分調度。最優先要保住血的一定是腦，因為腦只要缺血就缺氧，連幾分鐘都撐不了。再來是消化，因為消化對個人生存很重要。不但消化液都是水做的，而且消化所需能量很大，因此消化期間對血流供給的需求也大增。性交對下代生存很重要，但它絕對比不上個人的生存，因為你活不下去，就沒有下代可言。所以，脫水的人就是缺血的人，缺血的人身體運作是排不上性交這個極度需要血流循環機制的，不舉（male erectile disorder）或早洩（premature ejaculation）就很容易發生。由於勃起過程也同時依靠神經系統，因此當神經不健康，一氧化氮神經傳導素釋出出現問題，不舉和早洩也有可能發生。

藥物影響

我們用藥的目的多半是打斷生理運作機制，以消除症狀。但人體的生理運作機制是整體連結，並不分離的。因此，把上游打斷，常常下游也會受影響。如利尿型血壓藥會讓人體脫水問題更加誇大，血流循環可能受損，最後影響勃起。如降膽固醇藥會終止製造膽固醇的轉換酵素活動，沒有膽固醇，就沒有性荷爾蒙，影響性欲。

情緒問題

性常是愛的表達，因此當它出問題時，我們常直接假設它是愛出問題。這時，如果我們沒有肯定情緒或感覺的習慣，就會弄不清楚自己為什麼會「想要卻要不到」或者「根本不想要」。不面對自己的情緒，可能就不會知道自己是失望或緊張才逃避。不指認自己的情緒，就不可能有效溝通情緒。行為表現裡就盡是拒絕，雙方都覺得自己不被愛。

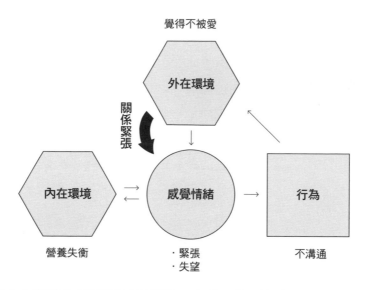

覺得不被愛

外在環境

關係緊張

內在環境 　→ 感覺情緒 　→ 行為

營養失衡 　　　·緊張 　　　　不溝通
　　　　　　　·失望

圖7：本是內在環境失衡導致性失調問題，但是因為不願肯定情緒，不溝通情緒和感覺，卻爆發關係問題

　　這些痛苦的情緒，再以下視丘—腦垂體—內分泌軸線去影響性荷爾蒙，最後導致愈緊張就愈不行，愈不行又不溝通，生殖器官就愈萎縮，情緒就愈膨脹，最後就演變成一發不可收拾的關係問題。等出現在心理門診時，兩方都已經受傷很深了。本來只是簡單的生理問題，最後卻變成了棘手的心理、關係問題（見圖7）。

行為問題

　　我們對性的情緒記憶，有強大的烙印能力，會大大影響我們往後的性行為。

　　如果第一次的性經驗是美好、特別的、刺激的，讓我們覺得很喜歡，

那麼一開頭的這個重要原生情緒記憶便是美好的，我們才會對性繼續有興趣，因為性行為被美好的情緒記憶鼓勵著。但是，如果第一次的性經驗是草率、不舒服的，我們並不喜歡，那麼就很難繼續對它感興趣，因為性行為被這一開頭的原生痛苦情緒記憶懲罰著。

　　性行為不只是受原生情緒記憶驅使，從屬情緒記憶對它也有同樣的影響。我們成長時所接觸的性教育，多數從不著重在了解自己的情緒和尊重自己的身體。性教育在東、西文化中，都充滿了誤解、恐懼。性交這個行為明明要兩個人一起完成，但是我們在討論它時，卻從不把兩性相處包含在內。從美國和瑞典性教育主旨的差異，就可以看得出來(見表4)。

表4：美國和瑞典性教育主旨的差異

瑞典	美國
・教育學生，給他們配備，讓他們能夠在與他人分享性生活時，讓性成為快樂與享受的泉源。 ・讓願意等待或是希望提早經歷性關係的學生，都能夠被接納或理解。	・討論和分析有哪些原因會讓青少年在還沒有結婚能力時，就嘗試性關係？

　　人在對自己還不了解的時候就嘗試性，他或她就不可能懂得尊重與保護自己，甚至尊重與保護他人。所以美國青少女未婚懷孕比例，在西方先進國家中勇奪冠軍。美國青少女未婚懷孕比例比法國與德國高出了四倍，比荷蘭高出了九倍，比英國高出了二倍。

　　有些父母，在女兒初長成時，用恐嚇的方式來教育他們什麼是性。他們將性與噁心、骯髒、麻煩、無趣、疾病、下流、淫蕩畫上了等號。就這樣，人還來不及建立自己對性行為的情緒記憶，性行為就已經被懲罰。讓人從對性有興趣到害怕自己不是個「乖女孩」。這些從屬情緒記憶，再加

上生理化學失調，就很容易引起性冷感，那時就是透過愛撫、親吻、溫柔的身體接觸，也無法激起性欲。性冷感受到影響的是親密關係的雙方。

還有一些男人是只在面對自己的伴侶時有勃起問題。當親密關係長期出現控制行為時，它就不是親密關係了，而是變成了親子關係。我讓你做這個，你不得不做；我讓你做那個，你也一定要做。男人面對自己母親時，是無法有性欲的；一般的女人也絕不會想跟自己的父親爬上床，這是大自然對於近親交配的保護。這時生理機能一切正常，出問題的，其實是兩性關係和兩性教育。

我們如果不把性教育當兩性教育在做，親密關係的兩方最終都要付出代價。它要痊癒，生理因素的調整簡單、直接，通常在飲食均衡後，一切機能都能恢復了，但與它鍊在一起的情緒記憶要抒解，過程漫長且痛苦。

自由意志

不知道自己給性下了什麼樣的思想等號，就會把一個上天給我們單純享受、建立親密關係、連結情感的大好機會給搞砸。

許多女生一講到性就大呼小叫：「好噁心」、「好麻煩」，而且跟親密愛人之間總是有隔閡，去心理治療半天也弄不清是哪裡有問題。許多男生不知道，女生對性的美好情緒記憶，才是她往後重複性行為的最大原因。這些男生覺得性＝解決自己的生理需求，在性交過程中不懂得幫助女伴建立美好情緒記憶，也難怪女生總覺得性是無聊且麻煩的。這個和性之間的小小等號，可以給親密關係帶來甜蜜的美好時光，但它也會給親密關係時時帶來痛苦風暴。

痊癒策略

通常跟性相關的問題，有圖 8 的進階演化過程。

性交要順利，不可能沒有生理機能的支援，因此性心理調整時，一定要從照顧好內在環境做起。內在環境清單中的每一項都要仔細檢視，特別注意要做到血糖平衡和不讓自己脫水，還要耐心了解自己所服用藥物的副作用為何。

在管理自己的性行為時，循著步驟，回想自己性行為的最初情緒記憶。

如果情緒記憶造成性行為受到懲罰，那麼就要與伴侶溝通，重建對性的情緒記憶，從基礎做起。可以把情趣、玩耍帶上床，用新的美好情緒記憶，鼓勵性行為，以增進親密關係。

如果性行為是用來填補、代替自己某些沒得到的情緒，讓性變成過度

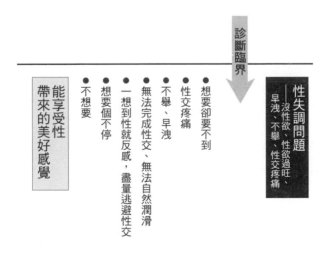

診斷臨界

● 想要卻要不到
● 性交疼痛
● 不舉、早洩
● 無法完成性交、無法自然潤滑
● 一想到性就反感，盡量逃避性交
● 想要個不停
● 不想要

能享受性帶來的美好感覺

性失調問題
——沒性欲、性欲過旺、早洩、不舉、性交疼痛

圖8：性失調的進階線

的獎勵，那麼，就要找到自己到底真正想要的是什麼。如果我們想找的是愛，那麼一直用性去填補這個空缺，是填不滿的，因此一直花精力去尋找性經驗，是得不到愛的。所以，我們一定要回頭檢視自己缺的到底是什麼，才能根本解決過量與過度冒險的性行為問題（性上癮請參見229頁）。

最後遵循運用自由意志的步驟，從思想等號運動開始，了解自己到底是怎麼看性的。它是不是跟控制畫上了等號？它有沒有跟權力畫上等號？你是不是覺得它很骯髒？你是不是只把這事當做滿足自己需求的工具，卻從沒想過伴侶的感受？這些等號都能主導你的性行為，如果審核過後，它們已過時不適用，那麼就要運用自由意志，把它們改掉，還給自己一個向來都屬於你的美好性關係。

4　情緒失調問題（mood disorder）

　　人的各種情緒是人體為了保護我們而產生的，它原本是上天賜的禮物。但由於內在環境失衡，或是沒有被肯定的情緒走不了只能留在體內擴大膨脹，情緒就會像自體免疫系統出問題時一樣，變成襲擊我們生活的來源，讓這個天賜的禮物，變成詛咒。

　　表 5 的項目是我們與情緒之間會出問題的最大原因。

表5：情緒失調的主要原因

內在環境		外在環境
■血糖	□過敏	■肯定情緒
■營養不均	□重金屬	■管理行為
□脫水	■藥物	□運用自由意志
□化學添加物	■日曬	
□腸胃問題		

血糖問題

　　電影裡常看到有人拿著一個紙袋對裡面吹氣的畫面。這是是恐慌症（panic attack）發作時典型的狀況，它的症狀如下：

　　心跳加速、心悸、呼吸困難，感覺似乎吸不到氣（常見換氣過度或氣

喘）、頭痛、頭暈或反胃、顫抖、冒冷汗、感覺喉嚨有異物阻塞、胸痛、身體或臉有灼熱感、手指或腳趾麻痺（針刺感）、對周遭事物有不真實、恍如夢中的感覺（失真感）、害怕自己即將發瘋或死亡。

如果仔細對照，你會發現這些症狀就是壓力荷爾蒙高升所引起的壓力反應（參見 54 頁）。壓力反應除了見到老虎、生活裡有壓力時會出現，由於飲食不均造成的血糖震盪，也會讓人餐餐都壓力荷爾蒙氾濫。

當壓力反應開啟時，我們會心跳加速，呼吸變快。呼吸變快原本是為了要取得比較多的氧氣，好援助搏鬥、逃跑時所需的能量，因為有氧呼吸所製造的能量比無氧的要大很多倍。但是，我們面臨很多現代老虎出現的情境，並沒有移動身體的需求，如快上台演講前因緊張所引發的壓力反應。在這種情況下，就很容易因為呼吸過速，而造成二氧化碳失衡。

二氧化碳是體內重要的血管擴張劑，如果二氧化碳不足，氣管便會在收縮後無法放鬆，形成呼吸困難或氣喘。這時，如果對著袋子裡吸氣，可以吸回自己製造的二氧化碳，氣管就能因此放鬆，呼吸不再困難。這是壓力反應引起的極端反應，如果這樣的情況延長，壓力荷爾蒙長期氾濫，最後就會引起焦慮症（anxiety disorder）。在這段期間，人時時都等著要跟老虎搏鬥，因此總是怒氣沖沖，就算懂得如何使用肯定式溝通，也無法控制自己攻擊他人。世界裡充滿了老虎，總是焦慮不安，沒有一刻能夠平靜。

當餐餐都不均衡，血糖震盪久了，分泌壓力荷爾蒙的腎上腺就累壞了，這時壓力荷爾蒙的分泌有時就會不足。沒有壓力荷爾蒙，當人生活中出現壓力時，我們就不能處理，老是淚眼汪汪、不知所措、逃避不負責，形成抗壓能力過低的問題。

營養不均、缺乏日曬

我們吃東西時這不吃、那不吃，造成營養不均衡，如果再加上日曬不足，血清素的合成製造就會受影響。血清素是人的抗憂鬱神經傳導素，它一不對，很容易就憂鬱。本來生活中有不順利的事情發生，憂鬱、擔心是正常的，但是當我們無法抗憂鬱時，這個情緒就會接管我們生活裡的一切。生活裡愈來愈少笑容、愈來愈多眼淚，到最後連早上一睜開雙眼就可以掉眼淚。

藥物影響

心理、精神藥物並不能補足腦部生化所需的營養元素，大部分只能暫時哄騙，讓大腦以為營養元素足夠。但這樣大腦還是得不到所需要的營養，到最後欺騙不了，就要加藥，加到最後無藥可加，情緒失控就會比以前更嚴重。因此，這類藥物就跟其他藥物一樣，可以拿來短暫抒解症狀，但是如果想長久痊癒根治，就必須從根本解決營養元素不足的問題。

情緒問題

情緒是人體自己產生的，如果它不能完成任務，就出不去。當我們試圖壓抑它、忽略它時，它的任務無法完成，只會在體內愈長愈大（見圖9）。

例如哀悼（grieving）。當我們失去對我們來說很重要的人、事、物時，像痛失愛人、失去婚姻、失去工作、因疾病失去自由等等，都會經歷哀悼的過程。哀悼過程以伊莉莎白·庫伯勒羅斯博士（Dr. Elisabeth Kubler-Ross）的哀悼五階段理論說明得最為清楚。庫伯勒羅斯博士認為哀悼的過

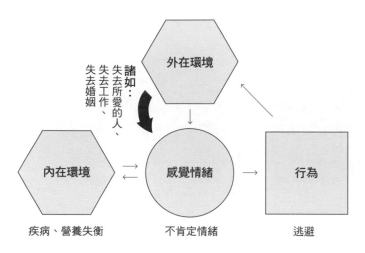

圖9：外在環境引起情緒，情緒不被接納肯定，轉而毒害內在環境，亦形成逃避行為

程會歷經五種情緒，下面的故事可以說明這個情形。

有隻長頸鹿掉進流沙中，當意識到自己的生命可能即將結束時。牠的第一個反應是否認（denial），牠會幽默地告訴自己：「這可能根本不是流沙，等我將來跟兄弟們講起這事時，大家一定會笑翻天。」可是長頸鹿繼續往下陷，於是牠開始生氣（anger），不停地罵髒話、怨天尤人。但長頸鹿依舊繼續往下陷，哀悼進入了第三個階段，那就是協議、討價還價（bargaining），長頸鹿說：「老天爺，你有在聽嗎？如果你能讓我活下來，我以後絕不再把尿撒在比較矮的動物頭上。我們能達成協議嗎？」可是，顯然協議不成功，因為牠繼續往下陷。這時長頸鹿進入了哀悼第四階段，那就是憂鬱（depression）。牠用盡力氣、嚎啕大哭。最後，眼看沒有改變現狀的可能了，就只有接受（acceptance），這就是哀悼的最後一個階段[1]。

註 1：介紹哀悼五階段的 youtube 影片網址：http://www.youtube.com/watch?v=G_Z3lmidmrY。

哀悼的人不一定只會歷經這些情緒，而沒有別的情緒，或者，這些情緒也不一定是依著這個順序來的。但可以確定的是，人哀悼時，會有許多情緒湧現。

如果我們沒有習慣肯定情緒，就會在明明是很生氣的階段，告訴自己很感恩；明明是憂鬱的階段，卻告訴自己很樂觀。我常常看到痛失所愛的人，沒有好好讓情緒完成任務，停留在否認階段，無法接受事實，在所愛的人走後多年，還把死去的人房間保留得好好的。或身居高位被裁員後，多年都無法再找到合適的工作。或在離開婚姻多年後，都無法再找到適合的伴侶。

不肯定情緒，讓它完成任務，情緒走不了，不但毒害身體，行為也會被卡在過去，而無法活在當下和未來。

行為問題

因為感覺、情緒、記憶通常是跟著外在環境的情境綁在一起儲存的，而且它是存在於潛意識中，所以，如果我們又再次遇到相似的外在環境，常常情緒和感覺會排山倒海般一起出現，讓我們的行為被牽著走而不自知。

創傷後壓力症候群（post traumatic syndrome disorders, PTSD）就是典型的例子。創傷後壓力症候群大家最熟悉的，應該是從電影裡看到的情節：歷經戰亂創傷的士兵回國後，只要一聽到巨響，就驚慌不已，呼吸急促、心跳加速，全身冒汗，急忙往桌子底下躲。但其實聲音可能只是來自工程機器的操作聲，跟戰地已不相同。在戰地聽到爆破聲即時尋找遮蔽很正常，因為在戰地，緊跟著爆破聲後很可能就會有生命危險。但是回鄉後，只要聲音一大就躲進桌子底下，全身顫抖無法停止，這樣的行為就和

外在環境配不起來了。這就是因為外在環境、身體反應和情緒記憶全綁在一起儲存，所以只要有和原本相似的外在環境一出現，儲存的身體反應和情緒就一起被翻出來，因為這種外在環境（爆破聲），就要有這樣的情緒（緊張、恐懼），必須引起這樣的反應（壓力反應），才能夠生存。

創傷會把外在環境、情緒、身體反應緊緊綁在一起，每次出現時都讓人印象深刻鮮明，最主要的原因是創傷在受創者眼裡，都曾嚴重地威脅生存，都曾刻骨銘心。

例如，兄弟姊妹聯合霸凌其中一人，或是家裡曾遭小偷，或是發生重大車禍等情況都有可能。造成被霸凌的那人，可能只要意見一被孤立，就會引發壓力反應。或者遭小偷後，在家中總是覺得不安全。或是車禍發生後，一坐進車中就引起壓力反應，無法發動車輛。

這種外在環境、情緒、感覺綁在一起的記憶，對生活的阻礙很大，因為跟創傷相似的情境，我們很可能天天都要面對。所以，如果不處理，它最後也會影響內在環境，把健康拖垮。這就是為什麼失去孩子的人，得癌比例會比較高；也是為什麼戰後回國的士兵，會帶回許多的生理與心理疾病。

痊癒策略

通常跟情緒相關的問題，都有圖 10 的進階演化過程。

情緒對生理健康的影響，真實且直接，透過反饋機制，內在環境平衡對情緒的影響，也是真實且直接。因此，要讓情緒能繼續保護我們，有智慧地引導我們的行為，一定不能忽略對內在環境的照顧。

身心檢測清單裡內在環境下的每個項目，都要仔細檢測，確實調整。尤其不管是在使用心理或生理藥物前，都應該養成好習慣，查明藥物的來

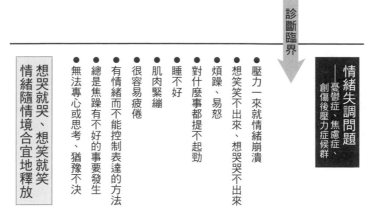

圖10：情緒失調問題的進階線

源、它的作用，以及它會造成的副作用。

要讓情緒完成它的任務，我們就要肯定情緒，按照肯定情緒的步驟，比較今昔情境，找出它們之間的不同，告訴自己今日的生存已不再被威脅，我們不應再被原本儲存的情緒記憶與身體反應驅使而不自知，要指認情緒，大膽溝通。

對起源於哀悼中的情緒，不要急著壓抑，不要逃避，更別想控制它的生成。失去不能復得，雖無處溝通，卻會因為接受而有終結。這就是為什麼會有人想把所有與失去相關的情緒寫下來，而後放天燈、放汽球，以抒解情緒。

情緒雖不能控制，卻能因為接受而被解放。大家接受的方法各不相同，但是要解放情緒就一定要先接受它、肯定它。

如果情緒是因為創傷而和情境、身體反應、行為綁在一起，就必須練習面對情境，不能逃避情境，愈逃避情境就會愈糟糕。留下來面對情境，最主要是重新為身體建立一個新的反應記憶。

例如，治療戰後士兵創傷後壓力症候群的系統減敏法（systemic desensitization）。一開始，先從小小的爆破聲開始，再把聲音逐漸加大，讓士兵能在反覆面對情境中，學到這些聲響並不會造成生命危險，重新建立新的情緒記憶和身體反應。

　　在一般日常生活中，有計畫地面對自己的創傷情境，都會是痊癒的開始。例如，如果有人一被別人否定，馬上就起壓力反應，想爭辯。那麼，在被別人否定時，給自己時間深呼吸，讓壓力反應能被副交感神經系統制衡，一樣能改變身體原本對這個情境的身體反應記憶。

5　上癮問題（addiction disorder）

　　所有的上癮問題，諸如糖（食物）上癮、酒精上癮、賭博上癮、電玩上癮、網癮、購物上癮、性上癮、藥物依賴、菸草上癮、咖啡因上癮等，不是因為人想回頭不斷取得獎勵，所以繼續行為；就是人不斷想用同樣的行為，來逃避痛苦。表6是人會出現上癮問題的最大原因。

表6：上癮問題的主要原因

內在環境		外在環境
■血糖	□過敏	■肯定情緒
□營養不均	□重金屬	■管理行為
□脫水	■藥物	■運用自由意志
■化學添加物	■日曬	
□腸胃問題		

血糖問題

　　遠古時期，血糖下降代表了打不到獵物，沒有東西吃，只有吃到食物時血糖會上升。因此，當我們血糖上升時，腦部就會釋放多巴胺，刺激獎勵路徑，形成美好的情緒記憶，鼓勵我們往後持續尋找食物，而且鞏固、重複吃的行為。

但以上的機制演化形成的過程中，我們的身體大概萬萬沒有想到，有一天人類的社會裡，糖會如此充斥、氾濫。我們務農集中生產高澱粉含量的食物，把它當作主食；又同時以加工科技，將天然的糖分取出、集中，做成加工食品。我們對糖沒警覺，卻大力打壓其他能平衡血糖的原形食物，如肉和油，這樣做的結果就是餐餐不均衡。所以現在我們的血糖不再是緩慢上升，而是大力地往上衝。血糖大力往上升，多巴胺就大量釋放，集中的糖，讓我們的滿足、享受、開心都更加升級。因此白糖剛剛出現時，歐洲人會把它鎖進箱子裡，法國人曾稱它為 crack，在英文中，crack 就是高劑量的古柯鹼。其實，糖跟古柯鹼對腦部影響的結果是一樣的，那就是釋放多巴胺。

　　但問題是，多巴胺不能無限量供應，因為它跟其他生化元素一樣，都需要原料才能合成，而體內的資源並不是無限的，體內的資源是有限的。多巴胺大量釋放後，隨後供應量就會變少，當它短缺時，人就很容易心情不好、全身不舒服、不能滿足，總覺得缺了點什麼，還需要點什麼才能快樂。這時，我們看到半杯水，常只看得到空的半杯、而不是滿的半杯。這個痛苦的感覺通常稱為戒斷反應（withdrawal symptoms）。要逃避這個感覺，很簡單，只要再回去吃糖就能暫時解除這種空虛的感覺。就這樣，找糖來吃的行為被鞏固、重複，一直到上癮。所以許多飲食失調問題，並非是人對食物上癮，而是對「有糖食物」上癮。所以暴食症的人，吃的都不是紅燒肉、大葉蔬菜這等少糖的原形食物，他們尋找的多半是全會化成糖的加工食品。

　　我們對糖和加工食品沒有警覺，糖在我們的文化中，還大大地被利用在慶祝、獎勵之中，所以，糖真可以說是世界上最容易上癮的物質了。

　　有許多其他的生理上癮機制都跟糖相連，如尼古丁、咖啡因、酒精上癮等。

尼古丁和咖啡因都能夠踢腎上腺一腳，釋放壓力荷爾蒙。壓力荷爾蒙的其中一項任務就是提升血糖，所以血糖總是會跟著壓力荷爾蒙的釋出而上升。而酒精則可以使調整血糖的荷爾蒙——如胰島素——癱瘓，讓血糖先大力掉下來，引出壓力荷爾蒙，再進入上述的同一個循環中。

如果一個人的腎上腺是正常的，或是它處於亢進的階段，尼古丁、咖啡因、酒精對它們來說就是刺激物（stimulant, upper），也就是使用後會出現精神變好，興奮、發酒瘋、心悸、睡不著等症狀。

但如果一個人的腎上腺已經因為過度疲倦而機能減退，當這些人的血糖一經震盪掉進谷底時，因為腎上腺已累到提不起血糖，所以血糖就總是盤旋在谷底，形成低血糖症狀。血糖掉得太深跟升得太高一樣，都會有生命危險。低血糖的人血糖老是待在離發生生命危險的底線那麼近的地方，壓力荷爾蒙就得一直出現；但是，腎上腺又太累了，壓力荷爾蒙產量不足，所以這些低血糖的人血糖雖然提不起來，還是會出現心悸、不舒服、冒汗、手抖等壓力反應。必須在這些人使用尼古丁、咖啡因、酒精，或吃到有糖的食物後，血糖才可能離開谷底，解除生存的危機，此時他們所經歷的症狀才會消失。所以，這些人使用尼古丁、咖啡因、酒精時，血糖反而會回升到離血糖平衡線較近的地方，比較能夠平靜、肌肉放鬆，也才睡得著。對他們來說，這些物質反而變成了鎮定劑（depressant, downer）。(見圖11)

不管是利用這些物質來刺激或是鎮定，一旦沒有它們，我們就會難受，所以必須再次使用，路徑不同，卻回到了同一點，那就是上癮。人以這樣的機制上癮，禍源都是震盪不已的血糖，震盪不已的血糖就是餐餐不均衡引起的。很多家長、老人家會在孩子小的時候就用糖拉攏、獎勵他們，長大以後，糖的替代品就可能是毒品，但到了那個時候往往就已後悔莫及了(見圖12)。

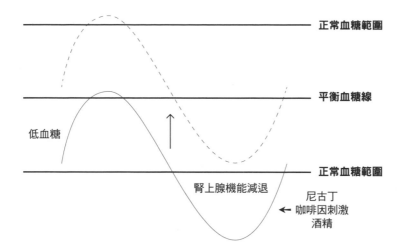

圖11：腎上腺機能減退需要刺激品才能提升至正常血糖

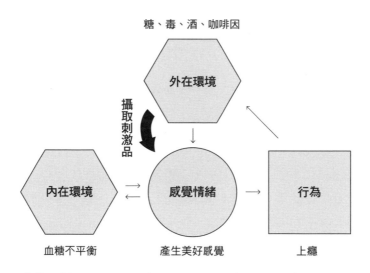

圖12：多數的糖、毒品、酒精、咖啡因上癮機制，都始於糖的大力震盪

血糖震盪腎上腺一受傷，內分泌系統就會被牽連，最後性荷爾蒙的釋出就大亂。腦部對性行為原本就有堅強的內建獎勵機制，如果再加上內分泌失調，也會上癮，就可能會像老虎伍茲一樣。在美國，運動員常與性侵罪或和性相關的新聞相連，除了文化上對性和女人的價值偏差外，也與他們長期使用類固醇類藥物有關，因為性荷爾蒙多數屬固醇類激素。

化學添加物問題

現在加工食品中放入添加劑的目的，常是為了操弄神經系統以愚弄腦部，讓我們以為這些營養貧瘠的食物好吃。並且久了以後，還會失去對食物好壞的正常判斷能力，變成非吃這些食物不可。味精、代糖就是最典型的例子。加工食品的便利、廉價、快速，讓我們依賴它們，但是長遠來看，它們對身體的傷害不可計量。小孩在超市裡，死纏爛打、想盡辦法取得這些加工食品的行為，就可以讓我們知道這整個機制，跟毒品上癮沒有什麼兩樣。

藥物影響

藥物上癮現在是美國戒毒中心的重點治療項目，安眠藥就是一種極易上癮的藥物。許多安眠藥是以苯重氮基鹽為原料，這類元素掌控的是神經傳導素 γ-氨基丁酸（GABA）。它掌控的機制與前述血清素再吸收抑制劑是一樣的（參見 120 頁）。也就是說，藥物並沒有補足 GABA 缺乏的問題，它只是阻礙回收，GABA 不能回收，停留在接收器上的時間就會更久，影響神經也更久。GABA 是抑制型神經傳導素，它可以放鬆肌肉，幫助入睡。但是，由於藥物阻礙它的回收，所以大腦就以為自己需要的量減

少了，往後的製造量也就跟著減少，結果就使得 GABA 短缺的問題更嚴重。所以這類藥物雖然用於安眠、鎮定焦慮、和緩癲癇等，但它們的副作用通常也都是原本要治療的症狀。長期使用這些藥物的結果，最後就演變成一旦不用藥，原本睡不著、焦躁，有癲癇症狀的人，就更加睡不著、更焦躁，癲癇發作頻率也更高。而這次用藥如果要有像第一次控制症狀那麼好的效果，就需要更大的劑量才能說服大腦，所以，不但離不開它，藥也必須愈用愈重。

除了生理依賴外，藥物使用者在心理上對用藥也會產生依賴。例如使用止痛藥逃避痛，一不用，痛就回來，我們怕痛，因此為了一直逃避它，就不斷使用，結果形成對藥物的心理依賴。

缺乏日曬

由於日曬掌控對光敏感的神經傳導素，如血清素和褪黑激素，因此當我們日曬不足時，這些神經傳導素很容易失衡。且我們內在環境失衡時，就很需要靠外物平衡，不斷以外物去平衡內在失衡，好讓自己感覺正常，這樣很容易就會上癮。這就是為什麼對賭博上癮的人，不好好吃、不好好睡，再加上總是待在不見天日的賭場裡，會那麼需要尋求「再贏一把」的快感，來填補自己所缺的神經傳導素所帶來的美好感覺。

情緒問題

多數上癮行為除了始自內在環境失衡外，最常見的起源，還是對外在環境不滿而不自知。不知道自己不滿意，是因為無法肯定情緒。

有些病患生命裡有空缺，例如渴求愛、沒有可追求的人生目標、不覺

得自己重要、不喜歡自己的工作，他們不願面對及尋求改變，就從其他的人、事、物上去填補空缺，如賭博、打電玩、用網路、購物、不停吃、不停喝酒等。但是，因為他們真正想要的，並非這些。他們真正想要的到底是什麼，只有情緒能回答，可是他們卻拒絕肯定情緒，因此空缺總是填不滿，就更尋求其他人、事、物去繼續填補，最後上癮。

行為問題

　　如果我們可以知道，到底自己的行為是受了什麼獎勵而重複，而自己又是想逃避什麼，才不會不停做同一件事去逃避，斷癮就有希望。

　　咖啡因、尼古丁、酒精等這類癮，跟身體玩的是血糖的遊戲，因此要斷之前，就要先平衡血糖。

　　而電玩和網癮是以聲光的刺激及與他人在網上的互動，形成原生的美好情緒。但人體有適應的本能，所以本來覺得刺激的電玩遊戲，多玩幾次，就不覺得那麼刺激了。一定要有一個更刺激的遊戲，才可能引發第一次那種刺激感，這就是成癮的遞減作用。所以，所有電玩遊戲的聲光、影像都愈做愈真實，色情與暴力的內容也愈來愈充斥，因為它們必須更能滿足我們大腦裡的獎勵路徑。想斷癮，就必須找到可以代替的獎勵方式。比如念一個自己喜歡的科目、找到自己真正愛的人，做一份自己真正喜愛的工作等。

　　賭博的上癮比電玩更麻煩。我們有記憶，所以我們在做事時，會有所預期。如果行為可以讓我們得到滿足與快樂，我們下次就還會重複同樣的行為。可是，如果我們不是每次都能得到滿足，而是有時可以得到、有時得不到，那得到的時刻，就顯得更加甜美，多巴胺釋放得就更多。這樣的狀況，就更能鞏固行為。科學家在做鴿子開門啄飼料的實驗時發現，比較

每次啄都能開門吃到飼料和門有時開有時不開的鴿子，啄門有時不開有時開的鴿子，啄門的行為會更頻繁。賭博行為就是由此鞏固的，讓人有時贏、有時又贏不了。想要斷這類的癮，就必須找到可以代替的獎勵，去填補心中真正的空缺。

自由意志

思想等號決定了什麼對我們來說是獎勵、什麼是懲罰。所以，如果我們的思想等號是金錢＝權力、自由，買東西＝有錢的象徵，有錢＝人家羨慕的眼光。那這一串思想等號，就會讓賭博和購物的人不能收手，因為贏到錢、買到東西，就不只是獎勵，而是大大的獎勵了。

痊癒策略

通常跟上癮相關的問題，都有圖 13 的進階演化過程。

內在環境失衡的人，比較容易上癮。上癮的人，生活完全圍繞在尋求癮帶來的感覺，因此睡眠、飲食、日照多數無規律可言。所以，想斷癮，必須從調整內在環境，求取規律的生活作息開始。按照內在環境的清單，血糖、化學添加物、藥物、日曬，一項一項確實施行，取回平衡。

人會上癮，多是內在不足和外在失控糾結的後果。因此，不只內在環境要照顧好，對於能讓我們掌控外在環境的一切，也必須注意。所以，按著要肯定情緒、管理自己行為，與運用自由意志的步驟，去深入了解自己真正的需求是什麼，才是癮的治本之道。因為，你只有找到了自己真正想要的、需要的，才知道什麼樣的獎勵才是最大的，什麼樣的獎勵，才能帶給你比贏一把大的、電玩再破了一關、再乾一杯、再吸一次菸更大的滿

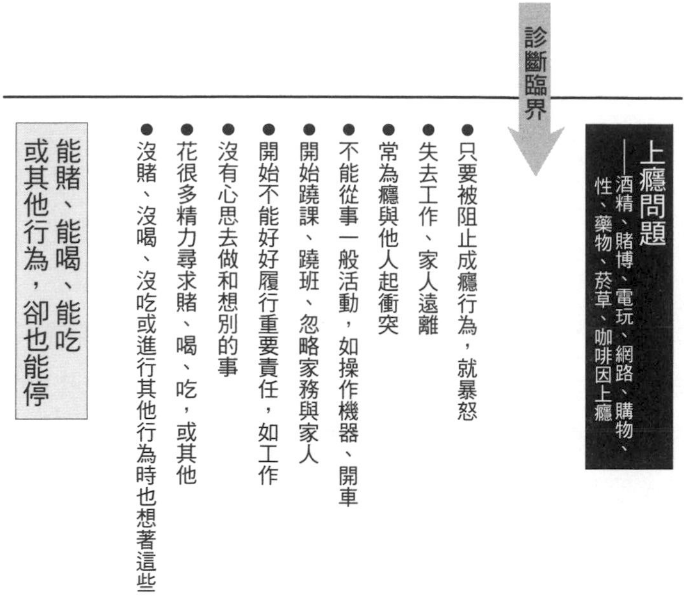

診斷臨界

上癮問題
——酒精、賭博、電玩、網路、購物、性、藥物、菸草、咖啡因上癮

●只要被阻止成癮行為，就暴怒
●失去工作、家人遠離
●常為癮與他人起衝突
●不能從事一般活動，如操作機器、開車
●開始曉課、曉班、忽略家務與家人
●開始不能好好履行重要責任，如工作
●沒有心思去做和想別的事
●花很多精力尋求賭、喝、吃，或其他
●沒賭、沒喝、沒吃或進行其他行為時也想著這些

能賭、能喝、能吃
或其他行為，卻也能停

圖13：上癮問題的進階線

足。

　　人其實可以因為運用自由意志，很迅速地戒掉長期的癮，那些一夕間戒癮的人，在我看來，便是自由意志存在的鐵證。使用思想等號練習，把上癮的等號一一找出來，自由意志便有用武之地，因為只要運用自由意志，等號一變，行為就能夠跟進。

6 人際關係失調問題（relationship disorder）

　　人類是社群動物，在進化的歷史中，就是因為我們懂得集體合作、互相照顧，才能在競爭激烈的環境中取得生存的優勢。但沒想到，我們在語言發達後，竟失去了溝通的習慣，再加上壓抑情緒的雙重壞習慣，人與人之間的關係，反而變成了現代生活中最大的壓力來源。

　　所有會影響內在環境的因素，和所有會影響外在環境互動的因素，都可以影響我們的人際關係。

　　因為外在環境中，只有人才有如此豐富且複雜的情緒、經歷、記憶、自由意志，因此，我們需要最豐富的資源與技能，來與「人」這個外在環境應對。又由於「人」不但是我們最需要的生存伴侶，而人也同時是我們最無法預測的外在環境，所以人際關係如果出問題，大多集中在「控制」或是「被控制」上。

　　表 7 是人際關係出問題可能的內、外在原因。

表7：人際關係出問題的主要原因

內在環境		外在環境
■血糖	■過敏	■肯定情緒
■營養	■重金屬	■管理行為
■脫水	■藥物	■運用自由意志
■化學添加物	■日曬	
■腸胃		

內在環境問題

　　當人的內在環境失衡時，諸如血糖失衡、營養不均、脫水、腸胃停擺、重金屬中毒、藥物影響，或日曬不足，我們的情緒、溝通方式，透過行為表達時，都會一起失衡。當我們的行為對應外在環境不合宜時，他人的反應最為明顯，因為他人也有情緒，也會溝通，也有行為。就好像如果我們因為神經傳導素失衡，而出現了誇大的情緒，或是無法控制自己溝通情緒的方法，或是在閱讀他人情緒時總是出現錯誤，兩方一交集，刀光劍影，留下的都是痛苦的記憶。

　　我們身處的外在環境中，人是最複雜的，就因為如此，與人相處需要最豐富的體內資源。所以，當內在環境失衡時，由於體內環境資源短缺，人會變得不喜歡與他人接觸，而顯得孤僻難相處。愈不跟人相處，愈練習不夠，就愈害怕跟人相處，愈害怕就愈逃避。再嚴重一點，孤僻可能變成恐懼症，不敢出門。或是這種對他人的恐懼也可能以不合群的方式顯現，走到極端就變成了反社會人格障礙（antisocial personality disorder），不理會社會倫常、不關心他人感受等。它也可能演變成逃避性人格障礙（avoidant personality disorder），逃避任何可能會被批評、否定、拒絕的場合 (見圖 14)。

　　既是失衡，它就能從一個極端盪到另一個極端。所以，內在環境失衡的人，也可能變成奪取眾人注意力的人。這樣的人，總是很戲劇化，以各式各樣的方法變成注意力的中心點。這樣的人可能很自大，自我感覺過度良好，誇大自我的重要性與成就。需要不斷得到誇讚，缺乏同理心，覺得一切都是自己應得的。心理學稱這些人是自戀型人格異常（narcissistic personality disorders）。

　　不管失衡是盪到哪一邊，由於它對環境的應對不合宜，因此都會讓人際關係出現壓力。

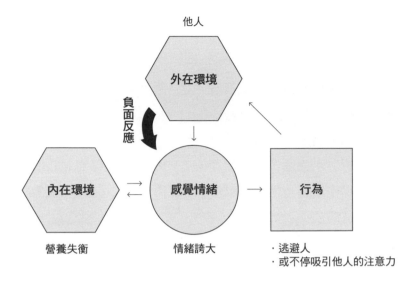

圖14：內在環境失衡，會造成感覺情緒誇大，這些誇大的感覺情緒會再影響行為

外在環境問題

　　家庭常是我們與人相處最初的原生情緒記憶來源。如果在家庭中，我們沒有學到人與人是互助合作才得以生存，而是學到人與人是互相競爭，才能求取生存。那麼我們往後與人相處，這個變數最大的外在環境，就變成了一場生存遊戲。思想等號變成了人際關係＝生存遊戲、人際關係＝競爭。這種人為了在與人相處時求得生存，通常採用兩種方法，一是控制、另一種是被控制。

1. 控制：

　　霸凌（bullying）是種典型控制他人的行為。大部分的人都認為霸凌的一方是強勢的，其實，會霸凌他人的人，都認為自己是弱勢的一方。有一

點像狗會不停地叫，是因為牠們害怕一樣。這樣的人成長過程中充滿著生存危機，他們的溫暖、快樂，常被掌控在他人手裡，而掌控這些人的人，行為常常並不一致。做的是同樣的事，可能被打罵，也可能被擁抱。不一致，就無法預測，無法預測，就沒有安全可言。而安全，在著名心理學家馬斯洛的需求理論（Maslow's Hierarchy of Needs）中，是緊跟在生理滿足之後的（見圖15）。

因為這些人的生長環境中有太多的不一致，所以當他們長大後一有能力時，就會想盡辦法為自己製造「一致」。

他們發現霸凌他人時，可以取得很一致的反應。被霸凌的人可能會哭泣、會生氣、會大吼、會罵人、會打架，生活機能中斷，或他們可能不敢作聲，卻看得出非常害怕。不管被霸凌的人反應為何，它們通常很一致。這種「我事情還沒做就可以預測結果」的滿足，是難以想像地大。這種一

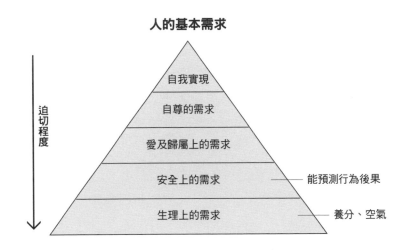

圖15：馬斯洛的需求理論圖。馬斯洛的需求理論中，下層需求一定要先能滿足，才會往上尋求其他需求。如，吃不飽前我們不會尋求安全，不感到安全，我們不會尋求社交上的滿足。

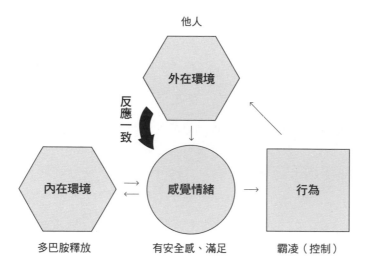

他人

外在環境

反應一致

內在環境　⇄　感覺情緒　→　行為

多巴胺釋放　　有安全感、滿足　　霸凌（控制）

圖16：霸凌的控制行為是為了要求取一致反應所帶來的安全感，讓自己覺得有生存的保障

致，可以使多巴胺釋放，讓霸凌的人取得滿足感和安全感，而讓霸凌的行為重複。如果這個重複的行為發生在學校，就會產生校園霸凌事件，它有可能是同學對同學，也有可能是老師對同學、同學對老師。如果這個循環發生在公司、單位，發生的通常就是同事關係，或上司下屬關係。如果這個循環發生在家庭，我們就會看到言語上或肢體上的家暴。家暴有可能發生在夫婦、伴侶間，也有可能發生在親子或兄弟姊妹間（見圖16）。

　　說到底，控制的行為便是試圖掌控他人的界限，以求取生存。

2. 被控制：

　　人想被控制的行為，與那些想控制別人的人，有相同的目的，那就是想在人際關係這個外在環境中求取生存。

　　在我們的成長過程中，情緒記憶讓我們記得，只要做到他人要求的

事，就會得到獎勵；或者，只要不做他人要求的事，就會得到懲罰。這些想被控制的人，很可能在長成過程中，不被允許保有自己的界限，被訓練成以被動、被動攻擊式的方法與人溝通。比如，從小不可以選擇自己喜歡的衣服，只可以穿指定好的衣服；或不可以追求自己有興趣的科目，只可以花時間做數學或英語；或不可以跟自己喜歡的人玩，只可以跟家裡指定好的人玩。如果不服從，家長就會以冷戰、打罵、哭泣、臭臉等各種方式，讓孩子就範。久了，這個人就學會，要生存，就要被控制。被控制可以確保和平相處。取悅他人、泯滅自我情緒變成了習慣，長大後也無法拒絕他人的要求。不會說 NO，不管跟誰相處，最後都是被欺負、被占便宜的（見圖17）。

說到底，被控制行為便是把自己的界限讓出來，以求取生存。

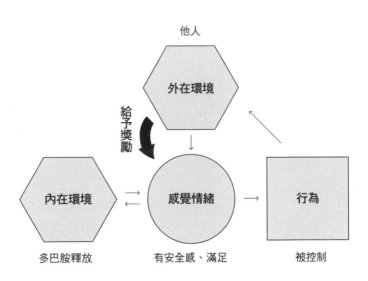

圖17：被控制行為是為了要求取獎勵所帶來的生存保障

人人都有可能是施虐者或是被虐者

霸凌的行為很好指認，像學校霸凌，有一方總是捉弄、取笑、吼叫另一方，誰是霸凌那方、誰是被霸凌那方，看得很清楚。

虐待，卻不一樣，虐待的形成是一個過程，它通常不一定包含肢體上的暴力，而且被虐那方看起來似乎沒有反抗、拒絕，所以並不好指認。

如果我們不信任的人突然對我們施暴，我們一定會反抗，因此，虐待過程始於取得信任。待取得信任後，施虐者便開始有系統地孤立受虐者，因為有支持團體的人，不好掌控。當他被孤立後，施虐的人便開始以言語貶低、嘲笑、極盡挑剔被虐者。待被虐者開始覺得自己是個沒有價值的人、不相信自己時，施虐者便開始霸凌，可能從言語暴力到肢體暴力，弄得被虐者每天神經緊張，懷疑自己有病（見圖18）。

被虐者並未反抗這些虐待行為，最主要的原因，是因為一個自認為沒有價值的人，會覺得被施暴是自己應得的。被虐者通常花比較多的時

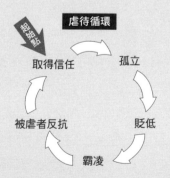

圖18：虐待是一種循環的行為

間和精力，檢討自己。而施虐者控制被虐者的方法，多是透過金錢、情緒、情感、注意力、性、物質、食物、官階等。若被虐者有一點力量可以反抗，施虐者就會再次想盡辦法贏取信任，虐待循環，又再次啟動。

　　虐待出現在學校團體間時，可能是這樣的例子：小美在家可能被虐，到了學校，她希望能掌控環境，所以鎖定小麗為目標。一開始，小美極度討好小麗，她們很快變成了很好的朋友。小麗開始信任小美，從服裝到交友，都要跟小美討論。這是取得信任階段。小麗原本有很多朋友，於是小美就開始挑撥離間，她常跟小麗說誰誰誰在背後說她的壞話，小麗對小美很信任，因此她沒有跟這些人直接對質，就開始跟他們疏離。不多久，小麗就總是只跟小美在一起玩。這便是孤立階段。但跟著小美就經常開始挑剔、貶低小麗，結果小麗愈來愈沒有自信，這就是貶低階段。最後，小美覺得掌控權完全在她手裡時，就開始霸凌小麗了。小麗如果後來又交了好朋友，開始反抗，小美又可能會重施舊技，再次開始想取得小麗的信任，於是虐待循環再度開啟。這樣的虐待循環，可以讓受虐者憂鬱、焦慮，甚至想自殺以逃離掌控。

　　另一類出現在兩性之間的例子是，一名男性在追求女友時，對她極度討好，等得到她的芳心後，便開始設法孤立她。他可能在女方眾多好友或家人面前，出現一些不禮貌、無理取鬧的行為，結果最後朋友、家人都不太敢再靠近他們。孤立成功後，男方就開始無時無刻地有些小挑剔，小貶低、小嘲笑，慢慢變成人身攻擊、故意刺傷。被孤立而缺乏支援團體的女方，便開始相信自己是有問題的。這時，男方看時機成熟，便開始霸凌施暴。一個開朗樂觀的人，在這樣的關係裡，最後可能被搞得全身是病、精神狀況不穩定，或者想以自殺來逃離掌控。這類的例子也常會演變成他殺，施虐者最後以他殺收場，或被虐一方以他殺的方法

阻斷虐待循環。

　　就是因為虐待有這樣一個嚴謹的過程，因此，被虐那方常會歷經多年都不反抗。所以我們才會看到有些人在家暴中被打得半死，卻還是不聽勸地回到施虐者的身邊。雖然這個過程如此嚴謹，但不表示施虐者都是有意識地進行策畫，很多施虐者根本不知道，自己下意識不停地在掌控被虐目標。

　　在人與人的互動中，有些人是因為控制的行為不停重複，才得以生存。而有些人是因為被控制行為重複才得以生存。這兩方要是遇上，常常虐待循環就生生不息。如，A 拼命想取悅 B，希望得到獎勵，所以即使自己的身體、思想、偏好、時間被侵犯，卻依舊不願意拒絕 B 的要求。而 B 為了要確保 A 取悅自己的行為被鞏固，因此更加利用懲罰來突顯獎勵時的美好。

　　大部分人以為這樣的情況只會出現在一方很弱，而另一方很強的情況下。但財經地位、外表、教育水準，通常都不是影響這類虐待與被虐待行為的基礎。有時一方看起來很強，其實卻是被虐待掌控的人。有時被虐者之所以會成為目標，就是因為他能力強。所以我們常常見到父母對自己最優秀的孩子特別苛刻，因為這個孩子是最能確保父母生存的人，而對他的掌控就是生存的保障。有時，施虐者要的不是能力，而是情感，因為他們沒有情感連結的對象，因此被虐者受掌控，就是他們情感有著落的保障。

　　所以，當我們是孤立或被孤立的，再加上我們不了解、不相信、不肯定自己，又沒有良好的溝通習慣，人人都可能成為被虐的目標；而人人也都可能成為施虐的那方。所以有的時候，同一個人也有可能像小美那樣，在不同的環境中，同時有被虐者與施虐者雙重身分。

痊癒策略

通常跟人際關係相關的問題，有圖 19 的進階演化過程。

想要有健康的人際關係，一定要有健康的內在環境支援，所以若想照顧你與他人的關係，就要先照顧好自己的身體。跟著內在環境的清單，確實一項一項地去調整。你會發現，在你正向調整內在環境時，自己的人際關係也同時進入了良性循環。

健康的人際關係，始於肯定自己的情緒，因為我們是透過它才能了解自己界限在哪裡。因此，肯定情緒的步驟一定要確實做到。知道自己的界限在哪裡，才可能肯定與保護它，也才可能教導他人如何尊重自己的界限。要教育他人，溝通跑不掉，因此，學習肯定式溝通，會是改變你人際關係最好的投資。教育他人我們的界限後，他人行為改變的方向對不對，就要靠我們管理。因此，管理他人行為的步驟也絕對不能少。

管理他人行為，第一要件就是要了解他人行為所受到的獎勵和懲罰為

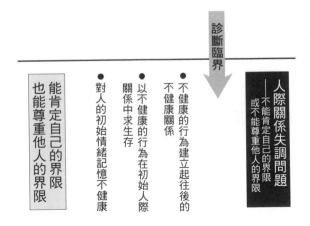

圖19：人際關係失調的進階線

何，因為若知道他們的行為是如何被獎勵和懲罰的，就知道這些行為為何會重複或不出現。比如，他人會想控制別人是因為想得到被控制者一致的反應，如哭泣、生氣、罵人等，所以得到這類的反應對他們來說反而是滿足，是種獎勵。如果想讓這種控制的行為不再重複，就必須把獎勵移除，所以被控制的人，就不能再繼續把控制的人想要的給他。或，被控制的人一直以為只要被控制，自己就能生存，才有好日子可以過。所以，想要停止自己再繼續被控制的行為，就要找出能自己生存、過好日子的方法，這樣被控制的行為才不會因為一直被獎勵而重複。

當我們要有效管理他人行為時，不能只盯著問題行為，細心尋找對的行為也非常重要，因為教育的效果永遠大於教訓、獎勵的效果永遠大於懲罰。即時、一致的鼓勵，他人才清楚，要如何做才能尊重我們的界限。因為教育多於教訓、獎勵多於懲罰，被管理行為的人做事時，才不會出自於「應該」，而是「想要」。為了「應該」而做是被迫的結果，為了「想要」而做，才是真心的表達。為「應該」而做事會在人際關係裡種下苦水，為了「想要」而做事，則會從人際關係中挖掘出源源不絕的甜蜜。

如果越界的人是自己，那就必須施行管理自己行為的步驟。弄清楚自己的溝通習慣，對他人情緒、思想的掌控習慣，是從哪些情緒記憶來的？這些行為又是從哪些獎勵和懲罰的互動中定型的？

最後使用思想等號練習，回頭審視一下自己給他人下的思想等號為何。人對人，可以不用控制，也可以不用被控制才能生存。想要生存得好，我們不一定要競爭，弄得你敗我勝才有好日子可過。想要生存得更好，我們也可以選擇合作，互補長短，各自保有界限，讓這個現代生活中最大的壓力來源，轉為福分。

7 學習問題（learning disorder）

　　學習是我們的天性，因為人只要有痛苦與美好記憶，就自然有學習。

　　若我們遇到的外在環境是帶著我們走過獎勵路徑，則它就被編制進美好記憶，行為將來便會尋求重複，得到鞏固。如果外在環境引起的是壓力反應，形成痛苦記憶，我們未來就會盡量不重複這個行為。這就是學習，學習什麼是可以做的，什麼是不可以做的，要怎麼做，才可以解決什麼樣的問題。

　　學習跟我們的生存緊緊相連，我們不但在生存上有學習的需求，又由於我們想重複被獎勵或是逃避被懲罰，所以我們還有學習的動力。有需求，有動力，人沒有道理不想學習。因此，現代社會中種種學習問題的起源，都是人體神經生態中的環節裡或是外在環境中，有因素干擾了學習能力，或泯滅了學習的需求和學習動力，而非人本身不想學習。

　　表 8 是學習會出問題的最大原因。

表8：學習出問題的主要原因

內在環境		外在環境
■血糖	□過敏	□肯定情緒
■營養	■重金屬	■管理行為
■脫水	■藥物	■運用自由意志
□化學添加物	■日曬	
■腸胃		

血糖、營養、腸胃問題

現在的學校競爭激烈，學生多把學習擺在第一位，上學趕著早自習、下課趕著去補習，沒人有時間好好吃東西，結果吃都是隨便解決，因為吃在學生的行程裡是排不上位置的。

諷刺的是，學習需要注意力、專心、精神、體力、大量的腦力、應變能力和控制衝動的能力，這些由神經調度完成的工作，全是營養支援提供的，但是我們卻把對它的補給排在最後一位。

如果孩子不把吃當做一件重要的事，隨便亂抓食物，食物組合常常就會是錯誤的。不只如此，吃的也多是加工食品，早上出門一個麵包或幾片餅乾、中午一碗麵隨便打發，大部分的孩子一天裡第一次吃到肉和原形的食物時，多已是晚餐了。

餐餐不均衡，讓孩子的血糖整日震盪不已。血糖衝得又快又高，後來就是掉得又快又深。當血糖掉下來時，腦部就缺乏糖這主要的能量來源。

由於未成年的孩子腦部還在成長，所以比成人腦部所需的能量要大二至三倍。當我們腦部的能量不足時，便會出現注意力集中時間不長、不自覺分心，或阻斷持續思考和發現問題的能力。所以課堂上會出現有學生睡覺、玩手機、發呆、看其他書、做其他作業、聊天等行為。

血糖不斷掉進谷底，久了就傷及腎上腺。腎上腺一不行，人就不可能有精神、有耐力，不要說看到老虎可以搏鬥逃跑了，就是一個小小的考試壓力，也可能會承受不住。

由於孩子都沒有時間好好吃，吃東西時全都三口併兩口，沒有人細細咀嚼，大家都在路上吃、車上吃，沒有人在吃東西時放鬆心情。這樣吃，消化系統根本無法開啟，最後消化弄壞了，食物過敏不斷、腸胃炎不斷。沒有好的消化，所有腦部化學所需的原料，都分解不完全。搞到最後，孩

子從不能專心、注意力不集中，變成無法控制衝動，開始過動。

如果人體內在環境持續惡化，惡劣的內在環境會以反饋影響我們的邊緣腦。在這個腦子中，承載著我們已經學到的重要訊息，也就是說，一個外在環境的情境，應該伴隨著一個情緒記憶而來。

比如，如果過馬路前沒先看就衝出去，差點被車子撞到，往後看到車子就會害怕，所以知道過馬路前，要先看有沒有車才通過，這就是學習。但是，惡劣的內在環境卻會回頭把邊緣腦弄糊塗，結果不管講幾次，孩子都不怕車，一過馬路就是用衝的，就像外在環境的情境和情緒都好似沒有儲存一樣。這樣的孩子教育起來很吃力，因為懲罰跟獎勵都無用，對於跟情緒有關的學習沒有儲存，總是做傷害自己和他人的事，好像「怎麼教都學不會」，讓家長和老師很傷腦筋。

脫水

現在的孩子都以為水就等於飲料。一早喝牛奶、豆漿，路上汽水、養樂多，下午珍珠奶茶、果汁、汽水，除了大量的糖入侵外，還讓身體總是處於脫水的狀態。

人一脫水，氧氣供給就會跟著血容量下降而受影響。我們的腦部對於氧氣的需求極大，因為有氧呼吸能轉換最大量的能量，因此當氧氣不足時，腦部就缺乏發電機，它的運作只有打折的分。這時，腦子裡就會像有霧一樣，什麼都想不清楚，更談不上記得住重要的知識了。

早餐吃什麼和學業息息相關

　　現代社會物資豐富，要什麼有什麼，但我們的孩子，卻面臨著前所未有的營養不均衡。現在的食物原本就出自於貧瘠的土地，再加上，我們的食物組合不正確，飲食不均衡，孩子成天吃的都是加工食品。腦子的運轉基礎是建立在扎實的生理運作上，因此當孩子連這個基礎都沒有時，就根本沒有元素去支援學習能力。以下是上海市市北初級中學一個初三班級的早餐問卷結果，問卷問題為：「今天早晨你是否用了早餐？早餐內容是什麼？」，開放式問題，班上共三十四人。

　　1. 酒釀蒸蛋

　　2. 油條、粢飯糕

　　3. 一碗羊肉麵

　　4. 沒吃早飯

　　5. 牛奶、飯糰

　　6. 一塊煎餅、兩杯溫開水（杯子是２５０毫升）

　　7. 麵條、雞蛋、水果、牛奶

　　8. 紅豆麵包、牛奶

　　9. 麵包、蛋糕、穀粒多

　　10. 麵包、牛奶

　　11. 三個蛋塔、一個雞蛋

　　12. 三個生煎包、二小瓶養樂多

　　13. 麵包

　　14. 切片麵包、牛奶

　　15. 一個麵包

16. 燒賣、牛奶、蘋果

17. 牛奶、雞蛋、包子

18. 泡飯、豆腐乳、荷包蛋、芒果、小饅頭

19. 咖啡

20. 半碗粥、一中塊泡菜、一根玉米、一個奇異果、一半塊蛋糕、
    一碗牛奶

21. 麵

22. 清白菜湯、煎餃、煎雞蛋

23. 一碗菜肉餡的餛飩

24. 鍋貼、沖泡飲品

25. 麵包、牛奶、雞蛋

26. 一個雞蛋、一瓶牛奶、二塊蛋糕

27. 饅頭、牛奶、泡飯

28. 稀飯、鹹菜、牛奶、雞蛋

29. 雞蛋和牛奶

30. 牛奶、雞蛋、湯圓

31. 一小碗米飯、一些肉鬆（撒在飯上）、一小塊芝士蛋糕

32. 餃子五個，白開水二杯

33. 湯圓、荷包蛋

34. 麵包、牛奶、粥

　　這三十四名學生中，只有兩人早餐有喝水。水是神經系統中電解質賴以讓電流運作的媒介，但現在學生一早不但都不喝水，還喝一大堆脫水飲料。進了學校往位子上一坐，老師開始講課，神經卻因為脫水沒電流，根本連不起來，何來學習可言？這就是為什麼據老師的描述，19

號只喝咖啡的學生，在小學升初中時，原本成績極好，現在卻上課注意力不集中，作業經常不做，即使交作業，文字量也很少。

又，我們如果把以上的資料做簡單的統計，就會發現，現在學生吃的早餐跟吃糖沒什麼兩樣。如果以每一種早餐項目做為營養元素的單位，以上三十四名學生早餐吃到會化成糖的食物比例為六七‧九％，占了這些學生早餐的極大部分。一早吃了那麼多糖，第一堂課血糖上升，精神好情緒好，但到了第二堂課血糖掉下來，不但哈欠連連，就連情緒都變得不好。腦子一缺糖就沒能量集中精神，老師在講台上講什麼，一個字都聽不進去。而且，由於情緒不好，只要同學老師稍微惹到，馬上就會情緒失控、暴跳如雷。

如果我們繼續檢視這三十四位學生的早餐，還會發現除了煎包和餃子、餛飩內的蔬菜，其他幾乎沒有人在早餐時吃蔬菜。吃進那麼高的糖分和那麼少的纖維，糖是腸道內壞菌的主食，而纖維則是好菌的主食，猛餵壞菌吃糖，卻不吃蔬菜滋養好菌，最後造成腸道菌種失衡，形成腸漏症，引起食物過敏。食物過敏會毒害神經系統，扭曲感官、影響學習，還可能讓學生的性格和思想扭曲。最後我們就不只有學習障礙和學習問題要處理，還可能演變出校園中的人際關係問題。

因此，想要孩子的成績、學習好，就不是從找補習班做起，而應是從補充營養做起。灌輸孩子腦部運作與學習，是需要大量的營養元素支援的。教育他們什麼是營養豐富的食物，什麼又是沒有營養的垃圾。養成他們以營養食物補給、滋養身體的好習慣，讓他們把吃當做一件重要的事。如果我們年輕的一代能吃得比現在好，能夠解決的不只是健康問題，學習問題、上癮問題、情緒問題，甚至人際相處問題，都能迎刃而解。

重金屬影響

當人體內在環境失衡時，礦物質多是跟著一起倒，礦物質失衡，常使得重金屬在體內累積，對神經系統的傷害極大。除了自體形成重金屬累積外，外界的重金屬來源也很多。因此，孩子如果出現任何學習問題，或是情緒、行為、肌肉協調能力異常，飲食調整後若依舊無法修正，那麼重金屬檢測就很值得一試。

藥物影響

在美國，每四個孩子就有一個要吃與學習障礙相關的藥物，這還不加其他的生理藥物。

我曾有學生一天要吃七、八種藥物。她原本就過動，吃了過動的藥物後，開始停止生長，所以又開了生長激素。後來又出現憂鬱症，於是開始吃憂鬱症的藥物，不久她開始咬人，老師的臂膀曾被她咬下一塊肉，所以醫生又開了鎮定劑。這些藥讓她有嚴重的消化與便祕問題，因此她還要吃抑制胃酸的藥與軟便劑。一進入花粉季，她的過敏讓她連眼睛都張不開，還要吃過敏藥。從入學到離開之前，藥物有增無減，她沒精神沒力氣，每天跑醫院，根本沒有辦法好好學習，更談不上享受學校活動與同學相伴。

藥物治標不治本，孩子的學習到底為什麼會困難，實在不可能是因為藥吃得不夠多。藥物能暫時救急，卻不可能修正學習動力，而且，沒有學習動力，孩子不只是在學校生存困難，沒有學習動力，他們將來出了學校後，真正的麻煩才要開始。因此，用藥的同時，一定不要忘記盡力找出學習問題的根源，究竟是內在環境失衡？還是行為技能不足，沒有辦法適應外在環境？早點深究造成學習問題的原因，早早把它連根拔起，才不用一輩子依賴藥物。

缺乏日曬

現在的孩子早上待在教室裡、下課待在補習班裡，總是很晚才回到家，一整天都見不到一點陽光，回到家後還要繼續挑燈夜戰。但我們對光敏感的神經傳導素是日照主導的，如果早上陽光不足、夜裡不夠黑，抗憂鬱的血清素，以及主導入睡褪黑激素的製造與釋出，就一定會大亂。

這就是為什麼現在孩子的睡眠時間都是亂七八糟的，上學時，睡不夠，不上學時，夜裡不睡覺、早上不起床。起床後沒有人有精神、有胃口，更談不上樂觀進取。我們年輕的一代個個弄得沒朝氣，將來，他們的身體要付出代價時，我們賠上的是全民的財富與未來的希望。

行為問題

我們常常以為學習就等於解題、記誦。其實它沒那麼簡單，因為我們不只有數理、文字的記憶，我們還有情緒記憶，所以學習其實是一段經歷。就像我們會重複去同一家餐館，通常都不只是因為那裡的食物好吃，很多時候，是因為我們也喜歡那裡的服務。一進門，帶位的叫得出我們的名字，記得我們喜歡喝什麼茶，生日時送蛋糕唱歌慶祝，外加照相留念，服務細心周到。所以，我們會重複去同一家餐廳的行為，是因為美好的情緒記憶驅使。去餐館，就不只是為了吃，而是重複那一段經歷。同樣的道理，因為學習是一段經歷，所以它帶給我們的情緒記憶，可以決定我們未來的學習行為。

完整的學校學習，應包括與人的相處和學科的學習。與人的相處例如與同學和師長的互動，學科的學習包括了考試。

1. 與人的相處：

　　台灣的家長對成績很在意，因此很容易忽略沒有成績的人際相處。但是，學生在校與人相處的情況，常常跟學業成績是緊密相連的。比如，小明原本成績很好，但因為溝通習慣不良，再加上沒有管理行為的技能，因此無法跟同學融洽相處，弄得他不喜歡同學、同學也不喜歡他。每日進出這樣的環境，沒有安全感，建立的就都是痛苦的情緒記憶。如，「他踩我一腳沒道歉」，「我請他吃東西，他卻沒有回請」等。當學校是個痛苦的地方時，小明就只想逃避。愈逃避、愈不參與，學校的所有學習活動都受影響，成績就愈來愈差。這個情形，也很可能發生在學生與老師的相處上，如此一來，學校環境就更難預測、更痛苦不堪，在其中的學習，一定會受影響（見圖20）。

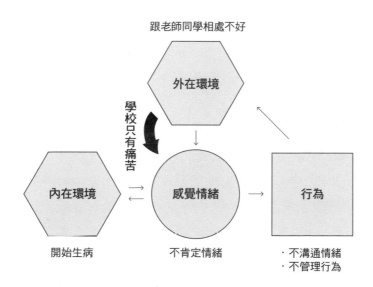

跟老師同學相處不好

外在環境

學校只有痛苦

內在環境　感覺情緒　行為

開始生病　不肯定情緒　・不溝通情緒
　　　　　　　　　　　　・不管理行為

圖20：學校中與人相處也會影響成績

2. 學科的學習：

我們做大人的，很清楚孩子在現代社會中競爭跟學業是不可分的，但是，我們卻很少在教育中清楚呈現這個關聯。

我們教數學、語文、自然時，從不解釋這個工具將來對我們生存的影響有多大。教育不和生活結合，「事業成功、賺錢、付房貸」對孩子來說很抽象。所以很多孩子不是沒有能力學習，他們是缺乏動力，因為 1 ＋ 1 ＝ 2 懂不懂，都跟今日的生存沒關聯。如果教育中，我們無法將學科學習與孩子往後的生存關係解釋清楚，學習動力就會大打折扣。所以學習動力不能被收買，它不會因為小孩考得好可以得到獎品、禮物、金錢就會長久出現。因為多數跟動力相關的事情，都是跟生存綁在一起的，只有自發才可能長久，也才有意義。

考試也是另一個問題，在學科學習的經驗裡，總免不了要遇到考試。學生都想在考試時，考出最好的成績，所以考試前幾天所有的注意力幾乎都集中在考試的內容上，反覆複習，而忽略睡眠、飲食。結果一到考試，之前的睡眠不足、飲食不佳，就完全表現了出來。

比如，會錯題意或猶豫不決，或者剎那間有不熟悉的感覺出現，就可能導致恐慌，壓力反應啟動。結果學生腦子裡就可能暫時出現空白，本來都知道的答案，現在卻一個也想不起來。到頭來，考試成績不理想。學科學習沒問題，但是考試時卻沒有把學習成果表現出來（見圖 21）。

學生本應興致勃勃地準備考試，信心滿滿去應試，結果卻因為沒有內在環境的支援，而在考場上敗下陣來。偏偏，成績在我們的文化中有著多重的意義。成績不好常跟「不聰明」、「不用功」、「被罵」畫上等號。這些原生與從屬痛苦情緒記憶加在一起，考試就變成了一個需要逃避的過程。

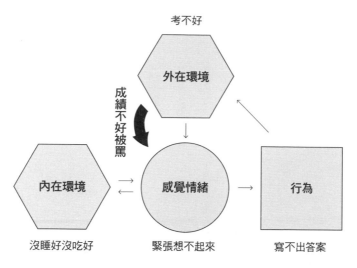

圖21：內在環境也會影響考試結果

自由意志

　　如果我們的學習經歷充滿了美好的情緒記憶，那麼我們給學習下的等號就會很正面，如學習＝愉快、開心、滿足、有趣，學習＝交到好朋友，學習＝遇上好老師，學習＝有用。可是如果我們的學習經歷充滿了痛苦的情緒記憶，那麼我們給學習下的等號就會很負面，如學習＝痛苦、難過、不滿足、無趣，學習＝可惡的同學，學習＝可惡的老師，學習＝無用。

痊癒策略

　　通常跟學習相關的問題，有圖 22（見下頁）的進階演化過程。

　　學習是消耗腦力的運動，跟我們的體能運動一樣需要能量，所以腦子運動時也極度需要原料。因此，想支援學習，修正學習問題，內在環境的調

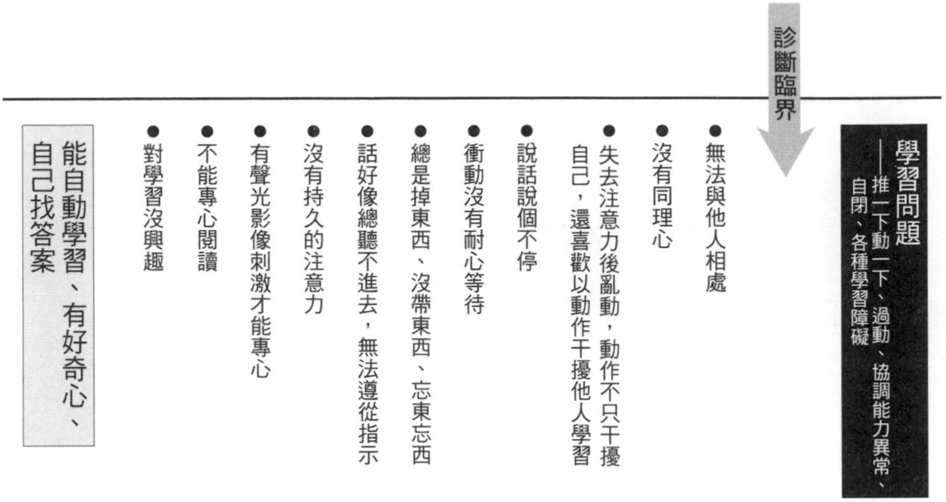

診斷臨界

學習問題
——推一下動一下、過動、協調能力異常、自閉、各種學習障礙

- 無法與他人相處
- 沒有同理心
- 失去注意力後亂動，動作不只干擾自己，還喜歡以動作干擾他人學習
- 說話說個不停
- 衝動沒有耐心等待
- 總是掉東西、沒帶東西、忘東忘西
- 話好像總聽不進去，無法遵從指示
- 沒有持久的注意力
- 有聲光影像刺激才能專心
- 不能專心閱讀
- 對學習沒興趣

能自動學習、有好奇心、自己找答案

圖22：學習問題的進階線

整一定是第一步。要沿著內在環境的身心檢測清單，確實做好每一個項目。

對有孩子還在學校學習的父母，我總有一個建議，那就是「照顧好孩子的腎上腺」。現在學生學習的時間過長、休息時間過短，再加上餐餐不均衡，這些不足的地方，都是靠著燒腎上腺在支持。腎上腺燒完了，人的中氣就燒盡了。

美國就曾有過這樣的案例，一個在校成績極好的高中生，在被史丹佛大學錄取後的第二日晚間，於睡夢中過世。現在的學生在拚到大學後，腎上腺都差不多燒光了。所以有次美國西部名校召集學校諮商老師會議時，就曾做過分析報告表示：那些高中就已把大學第一年學分修完的學生，一進入大學就變成最常在上課時睡覺或蹺課的學生。沒有腎上腺，人就沒有競爭的體力，沒有競爭的體力，即使是再閃亮耀眼的天才，也要提早殞落。

既然學習是一段經歷，所以當有學習問題出現時，了解孩子對學習最

初的情緒記憶或是他們對學習的思想等號，就很重要。如果痛苦的情緒記憶出現在在校與人互動的過程中，那麼，孩子需要的就不是更多的補習，他們需要學習肯定情緒、有效溝通情緒，與管理行為的技能。這時，花時間帶他們做更多的習題，不如練習孩子與自己的相處，跟著肯定情緒與管理行為的步驟，教導他們有用的技能。如果他們跟同學之間出問題，不要衝去學校幫他們解決，教他們如何自己解決。如果他們跟老師之間出問題，不要氣急敗壞地幫他們出頭，最好教他們如何為自己找到疏通的方法。如果他們不學會與同學、老師相處，長大了一樣不會與同事、上司相處。成績再好，也無用武之地。

如果孩子不喜歡某一門學科，強迫他改變想法，是浪費時間的事。因為偏好、喜好是屬個人界限內的事，我們不應干涉。且只要強行進入他人界限，一定會引起痛苦的情緒。這時，不碰觸孩子的思想只著重管理他的行為比較有效。孩子學科學習無效，是哪些行為引起的？做習題不足？解題技能不夠？這些技能該怎麼加強？直接跟孩子溝通討論，他們通常自己都很清楚需求在哪裡。常常，待這些問題修正了，孩子不再害怕這門學科，不再逃避，成績自然會進步。這就是有效管理行為，建立不同的情緒記憶，最後成功改變思想的例子。

如果學科學習中有如上述的考試困難，就要遵循壓力創傷痊癒的方法（參見 226 頁），尋求策略，重新建立考試時的身體反應記憶，加強支援學生的內在環境，運用自由意志改變學生對考試所下的思想等號。原本的思想等號可能是考不好＝死定了，一考試就跟生死有關，看到試卷就像看到老虎一樣。可是思想等號如果能改變，考不好＝了解自己哪裡還缺乏，看到試卷時的情緒就不一樣，身體反應也會改變。

我們的學習動力是內建的，求知是生存的本能。但是，如果家長時時要介入做孩子意識的上級，干涉孩子該怎麼想，怎麼做，代替孩子決定，

孩子最終會因為練習不足，而失去運用自由意志的能力。如此一來，不管學習跟什麼畫上等號，孩子都會覺得事不關己，是為了家長在讀書。學習跟自己漠不相關時，動力就完全被扼殺，家長和孩子未來的路，都會漫長且辛苦（見圖23）。

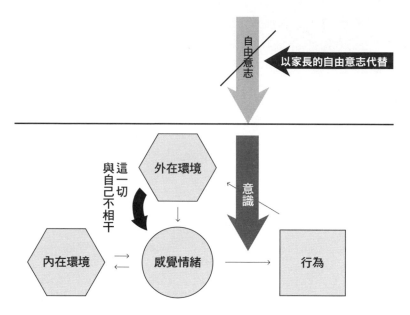

圖23：家長總要以自己自由意志代替孩子自由意志的後果

附錄

附錄一
幫助心理症狀的
保健品選擇方法

　　只要營養元素是獨立出來、單獨使用，它就不是食用，而是藥用。只要是藥用，使用時間過長，中間又沒有隨著內在環境調整而做修正，跟它對抗的營養元素就一定會流失，最後引起副作用。因此，一般的生理症狀，最好還是使用食物來調整。食物不但全面，而且安全有效。

　　但是心理症狀跟生理症狀卻有很大的不同，一般人有高血壓、糖尿病、痛風時，他們都知道自己生病了。可是，心理、精神有疾病的人，常常無法面對，或是不自知。這時，保健品（supplement）就能派上用場，讓神經系統、腦部化學稍稍平衡，使得有病的人能取得一點平衡，讓自己在知道自己是生病的情況下，繼續對付這個疾病，照顧自己。這樣治療才能達到效果，家人也才可能取得平靜。所以，我建議在治療心理、精神系統的疾病時，均衡飲食與保健品的供給應該同步。同樣的道理，如果不是嚴重影響生活的精神、心理疾病，從均衡飲食著手即可，不需要依靠保健品。

　　以下是選用適當保健品的三大步驟：

第一步：你的神經系統是哪一型的？

我其實不是很贊成將人分類。就像我們常將孩子的學習型態分類，但如果孩子不學會觀察自己，被分類了也不表示他們能了解自己，不了解自己就不可能知道自己的需求，那麼分類就變成了標籤，是個累贅。但是，如果我們都能學會觀察自己，分門別類就能成為很好了解自己的工具。以下的分類也是以此為目標，所以，若想有效使用這個工具，就一定要有習慣觀察和認識自己。要不然，不管你是否能指認自己是哪一類型的，都對治療策略的擬定沒有貢獻。

由於神經傳導素總括來說就只有激發性和抑制性兩種，神經的健康，靠的就是它們兩種的平衡。因此，在選用保健品時，我們最重要的工作就是以症狀來判斷，自己的神經系統是屬於亢進、減退，或混合型。這樣我們才知道，要支援的是激發性還是抑制性的神經傳導素。

記得你的神經類型會因為飲食調整，或其他因素的改變而有所改變，因為神經系統與內分泌系統是連結在一起的，而內分泌系統在飲食調整時，會進入不同的枯竭階段。因此，要時時觀察症狀，細心比對，才能知道自己的方向是否正確，也才能知道在不同的階段，要如何修正與支援痊癒過程。

在表 1 的問卷中，如果你的症狀「從不」出現，給 0 點，如果你的症狀「偶爾」出現，給 1 點，如果你的症狀「常常」出現，給 2 點。

表1：神經類型檢測表（0點 從不 ／1點 偶爾／ 2點 常常）

I	II	III
很容易緊張無法平靜	運動完頭痛	很需要戴太陽眼鏡，覺得陽光太強
血壓高於（＞120／80）	低血壓 （＜90／60）	夜貓子
高血糖	低血糖	入睡有困難
焦慮	憂鬱	夜裡起來後睡不著
喝咖啡覺得亢奮	喝咖啡會覺得平靜	早晨起不來
喝咖啡會睡不著	喝咖啡反而會睡得好	餓時冒汗手抖
夜裡咬牙	下顎、髖關節、背部、肌肉、關節疼痛，疲倦時更痛	即使瘦，肚子也大
很急、沒耐心	做什麼都沒勁	
太樂觀	太悲觀	
脾氣暴躁	沒脾氣	
很難胖	很難瘦	
防衛心很強、愛辯解	突然站起來後會頭暈	
很多疑	常扭傷	
對碘敏感	調整姿勢會疼痛	
很難增胖	很想吃鹹的東西、很想吃鹽	
很容易緊張	很容易就流汗	
很難抗壓	疲倦	
臉很容易紅	便祕	
不動時脈搏依舊很快	手腳冰冷	
無法忍受氣溫升高	血液循環差	
易腎結石	水腫	
	耳鳴	
	記憶力減退	

（續下頁）

I	II	III
	皮膚頭髮乾燥	
	頭髮粗	
	掉頭髮	
	指甲容易斷裂	
	思考緩慢	
	高膽固醇（血脂 ＞ 280mg／dl）（給2點）	
	一早起來就頭痛，後來慢慢好	
	眉毛最後端三分之一沒有	
總點數：	總點數：	總點數：

◎I＋III＝A，II＋III＝B ，A／20×100＝C％，B／31×100＝D%

　　將欄 I 的總點數加上欄 III 的總點數得 A，A 除以 20 乘以 100，取得 C%。將欄 II 總點數加上 III 總點數得 B，B 除以 31 乘以 100，取得 D%。

　　如果 C 減 D 大於 15%，就是亢進型神經，也就是我們所謂的「神經質」，這類人的激發性神經傳導素過多，不適合再補充激發性的胺基酸，比較適用抑制性胺基酸保健品。

　　如果 C 減 D 小於 15%，就是機退型神經。這類人激發性與抑制性神經傳導素通常都不足，激發性和抑制性的胺基酸要配合著使用。

　　如果 C 和 D 兩者相差不遠，差距小於 15%，則屬混合型，兩種神經傳導素可能也都需要使用，但服用時間一定要抓準，要不然症狀反而會更嚴重（見表2）。

表2：支持激發性、抑制性神經傳導素的胺基酸與營養元素

激發性胺基酸	抑制性胺基酸	其他
L-Dopa（左多巴）	L-Dopa（左多巴）	St. John's wort（金絲桃）
L-Tyrosine（酪氨酸）	L-Tryptophan（色胺酸）	SAM-e（S-腺苷甲硫氨酸）
L-phenylalanine（苯丙氨酸）	5HTP（5-羥基色胺酸）	鎂（magnesium citrate）
L-glutamine（麩醯胺酸）	GABA（γ-氨基丁酸）	

　　SAM-e 是神經傳導素合成時會用到的物質，在歐洲，它常被用於對抗憂鬱症。由於 SAM-e 正常代謝時需要維生素 B 和葉酸（folic acid），因此，在使用時可以補充維生素 B 含量豐富的啤酒酵母菌和葉酸。金絲桃（St. John's Wort）是一種草本藥物，可以調節腺體機能（參見 272 頁）。

第二步：你的內分泌系統是哪一型的？

　　要了解神經系統的狀況，一定要同時分析內分泌系統，因為它們兩者是交集運作的。腎上腺可說是內分泌系統中的老大，因此，在補充保健品時，一定要從它先著手。要知道如何支援腎上腺，就要先判斷自己腎上腺所處的枯竭階段。

　　要知道自己的腎上腺到底是處於那個枯竭階段，可以很簡單地以驗血、驗尿報告粗略判斷（見表3）。

　　由於我們神經系統的運作是建立在礦物質（電解質）的平衡上，電解質在細胞的進出決定了神經電流是否產生，因此檢視電解質的數值是否正常，是瞭解神經健康很必要的步驟。體內礦物質的平衡調度，是由腎上腺和副甲狀腺掌控的。因此表 4 的數值與症狀，也可以搭配表 3 的數值一起參考，它可以幫助了解腎上腺現在所處的枯竭階段。

表3：腎上腺枯竭階段表

腎上腺亢進	腎上腺機能減退
驗血	
鉀含量減少，＜3.5（mEq/L） 鈉含量增多，＞148（mEq/L） 氯含量增多，＞105（mEq/L）	鉀含量增多，＞5.0（mEq/L） 鈉含量減少，＜136（mEq/L） 氯含量減少，＜95（mEq/L）
驗尿	
氯含量　＞250（mEq/L）	氯含量　　＜140（mEq/L）

◎兒童的數值與大人有所不同，請洽詢醫師

表4：人體礦物質平衡標準值

電解質	不足	症狀	過多	症狀
鈉 136-148 mEq/L	低血鈉症 （hyponatremia）	肌肉無力、 頭暈、頭痛、 低血壓、迷糊、 心跳過速 （tachycardia）	高血鈉症 （hypernatremia）	超級渴、 高血壓、水腫、 煩躁、抽筋
鉀 3.5-5.0 mEq/L	低血鉀症 （hypokalemia）	肌肉無力、 急性無力肢體 麻痺（flaccid paralysis）、 迷糊、頻有尿、 呼吸很淺	高血鉀症 （hyperkalemia）	煩躁、頭暈、 嘔吐、拉肚子
氯 95-105 mEq/L	低血氯症 （hypochloremia）	肌肉抽筋、 血液過鹼、 呼吸很淺很 急、低血壓	高血氯症 （hyperchloremia）	疲倦、無力、 血液過酸、 急促的深呼吸

以上症狀除了腎上腺枯竭外，也可能是由以下的原因所引起的：

● 流過多的汗
● 喝水太快太多
● 腎臟有問題
● 大量嘔吐
● 服用利尿劑
● 服用過量礦物質
● 服用過量維生素
● 脫水

第三步：瞭解腎上腺保健品類型

1. 腎上腺亢進型保健品

腎上腺如果處於亢進枯竭階段，壓力荷爾蒙這個激發性強大的神經傳導素就會分泌過量，如果再繼續補充腺體，對腺體的刺激太強，反而會讓睡眠問題和症狀都更加重。可是腎上腺亢進，腺體依舊過度疲勞，所以，腺體還是要支援。這時，應選擇不含腺體組織或任何有激發性胺基酸的腎上腺保健品，應該包含的營養元素為礦物質、維生素等。

2. 腎上腺機能減退型保健品

腎上腺處於機能減退枯竭階段時，腺體就已經傷得很深，壓力荷爾蒙生產不足，處於這個階段的人使用含腺體組織（glandular）的保健品去補強，是很必要的，這就是所謂的「吃什麼補什麼」。通常這類產品還包含了礦物質、維生素，以及激發性胺基酸，如酪胺酸（L-tyrosine）、左多巴（L-dopa）等。

腎上腺保健品的英文大部分是用 adrenal support，選定你適合的腎上腺保健品後，就可以再搭配神經類型服用激發性或抑制性神經傳導素的保健品。如果選對了保健品，你的睡眠應該會有立即明顯的改善，而不是變得更糟，我們可以以睡眠為指標，來判斷自己選用的保健品是否適用。

由於保健品是集中的營養元素，所以它也是藥用，因此在服用時，要常檢視自己的症狀，才不會因為一種過多，造成另一種過少的情況，補過了頭而不自知。

第四步：使用保健品

知道自己是屬哪一類型的神經系統，腎上腺是亢進還是減退後，就可以決定要如何補充保健品。記得保健品的服用時間是有用意的，如果隨便改變，對睡眠會造成負面的影響。如果你已在服用西藥，不管它是心理或生理的藥，請尋求了解西藥與保健品交集作用的專業人士協助。因為西藥常常已將生理運作打斷，這時服用保健品，身體的反應不見得會和我們預期的相同。例如很多安眠藥是用於阻礙 GABA 回收，那這時如果再補充 GABA，GABA 對你身體的作用就不一定還是放鬆和幫助安眠。

在痊癒的過程中，我們所處的階段有時會一下亢進一下又機退，或者，我們症狀很混合，是混合型的人。這樣情況的人並不容易指認確切所需的胺基酸種類或者服用時間，所以，下表的胺基酸裡註明「選一樣」時，就要靠自己嘗試觀察，才會知道是哪一種在哪個時刻最適合。

除此之外，胺基酸也可以以草藥代替。多數的草藥都有能同時上、下調節的特性，也就是如果腺體是亢進的，它就往下調節，如果腺體是機能減退，那它便可以往上調節。所以金絲桃（又名貫葉連翹，St. John's wort）在德國是治療憂鬱症第一名的藥物。L-Tryptophan 和 5HTP 都可以

1. 神經亢進型的保健品服用時間

起床	早餐	午餐	晚餐	睡前
	L-Dopa GABA SAM-e ◎腎上腺保健品	GABA SAM-e	GABA	◎鎂

◎腎上腺亢進型應使用**沒有**包含腺體組織與激發性胺基酸的產品。腎上腺機能減退型使用**有**包含腺體組織的產品。

◎鎂從一粒開始，每天睡前加一粒，加到出現拉肚子現象，之後再減一粒，就是鎂的服用劑量。比如，吃到第五粒時拉肚子，劑量就是5－1＝4。這樣吃完一整罐就先停。

2. 神經機能減退型保健品服用時間

起床	早餐	午餐	晚餐	睡前
L-Tyrosine	SAM-e ◎腎上腺保健品	L-Tryptophan 或 5HTP 選一樣 SAM-e ◎腎上腺保健品	L-Tryptophan 或5HTP 選一樣	

◎腎上腺亢進型應使用**沒有**包含腺體組織與激發性胺基酸的產品。腎上腺機能減退型應使用**有**包含腺體組織或激發性胺基酸的產品。

3. 神經混合型保健品服用時間

起床	早餐	午餐	晚餐	睡前
L-Tyrosine	SAM-e ◎腎上腺保健品	L-Dopa SAM-e L-Tryptophan 或5HTP 選一樣	L-Tryptophan 或5HTP 選一樣	GABA

◎這一類神經型的人，應先保守使用**沒有**包含腺體組織與激發性胺基酸的腎上腺保健品。

用 St. John's wort 代替。

如果你吃對了，情緒、精神和睡眠都應有改善，它的反應是立即的，所以服用時間對不對，通常一、兩天就會知道。如果變得更糟，就要即時調整種類、劑量，或服用的時間。

另外，我們的壓力荷爾蒙皮質醇應是跟著生理時鐘走的，它本應在起床後一小時到二小時達到最高量，睡前降至最低量（見圖1）。

當我們腺體受傷，內分泌系統或生理時鐘亂掉時，皮質醇的分泌也會跟著亂掉，那時皮質醇分泌量最高時就可能是在半夜。皮質醇是壓力荷爾蒙的一種，它一高我們就很可能睡不著，或睡著醒來後，再入睡很困難。如果我們能了解自己皮質醇在不同時間所分泌的量，就可以搭配它來服用保健品。我們體內皮質醇的量可以藉由口水檢測得知。

取一天中不同時刻的口水樣本，寄回檢測單位，就可以得知皮質醇在一天不同時間的量。依據這個量的起伏，你就會發現，如果有時候時間已經很晚，但無法入睡，可能就是因為皮質醇這個壓力荷爾蒙在那時量很高。有時一大清早醒來卻很沒有精神，就可能是因為皮質醇在那時本該高，結果量卻不足。這時，可以選擇在皮質醇高時服用抑制性胺基酸，在

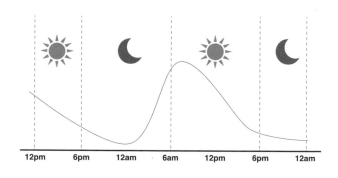

| 12pm | 6pm | 12am | 6am | 12pm | 6pm | 12am |

圖1：壓力高荷爾蒙皮質醇分泌的時間點

皮質醇低時服用激發性胺基酸和支援腎上腺的保健品。

　　因為解讀分析報告，以及在對的時間搭配對的保健品有點難度，建議尋求懂得這方面機制的健康從業人員服務。台灣多稱這類檢測為「腎上腺皮質壓力分析」，或「腎上腺荷爾蒙濃度檢測」。

其他保健品的補充

　　影響神經系統健康的生理因素中，藥物是重要的原因，因為藥物會造成體內重要營養元素的流失。如果你正在服用西藥，要查清楚它造成哪些營養元素流失，或是它在殺菌時，是如何影響你腸道菌種的平衡。如果你正在服用或使用荷爾蒙（包括多數避孕藥），那你應該要弄清楚這個外用荷爾蒙，對你自己的內分泌系統有什麼樣的影響。

　　除了以上的保健品，有神經、精神、心理疾病的人，我還建議補充以下的保健品：

營養元素	代替品
維生素B群	啤酒酵母菌
維生素A、D	魚肝油
維生素C	檸檬連白色內皮打汁，對水稀釋

　　如果病患已經患有嚴重精神疾病，如精神分裂症，我建議找了解如何使用大量營養元素治療的醫師，施打大量維生素先穩定病情。

為什麼不直接補充荷爾蒙？

既然內分泌系統可以直接影響神經系統，那如果我們有神經系統的症狀，如憂鬱症、焦慮症，為什麼不直接服用荷爾蒙？那樣痊癒不是會比較快嗎？

在美國，有所謂的藥物組合（compound medicine）服務，可以定期檢測病患的荷爾蒙，特製專屬每個人的荷爾蒙藥物。如果種類和量都抓對了，的確症狀很快就能消失，但這不代表痊癒。如果已經痊癒，我們的身體本身無時無刻都有偵測系統，無時無刻不在調配專屬我們所需、最適合我們的荷爾蒙。

所有的外服荷爾蒙，都會對腺體產生影響，因為我們的腺體是依現有量和需求，經過反饋，再決定要製造與釋放多少荷爾蒙的。如果外服量升高，腺體就要調整。

問題是，我們每時每刻的需求都依環境變化在改變，因此，我們怎麼可能知道這種定時定量外服、外用的荷爾蒙是太多還是太少？

荷爾蒙過量時對細胞的接收器會刺激過度，讓細胞把接收器收起來，形成荷爾蒙阻抗。這時，我們出現的症狀就不是因為荷爾蒙不足，而是在荷爾蒙過多的情況下，形成細胞對它不敏感。如果，我們這時再從外面給荷爾蒙加量，阻抗就更會變得加嚴重。結果不但沒有修正問題，反而讓問題更嚴重，荷爾蒙失衡，生殖器官的疾病找上身時，都很棘手，常要動刀，因此使用不可不慎。

這就是為什麼我對外用荷爾蒙，不管它是那種形式的——植物的、動物的、口服的、貼劑的、針劑的、天然的、合成的——都抱持最保守的態度。

因為，真正能達到痊癒效果的，就是停止讓腺體受傷，用食物裡的營養去支援和補強它。

◎很多人以為去氫皮質酮或脫氫表雄酮（DHEA）屬於營養元素，常拿它做保健品使用。但它雖是腎上腺製造的天然物質，卻屬於固醇類荷爾蒙，因此使用一定要謹慎。

附錄二
有效健康從業人員的特質

　　我們身體有感覺症狀，去找醫生光明正大、理所當然，但是，當我們有心理感覺症狀時，卻很少有人願意去找心理從業人員求助。我認為，不管是生理或心理的症狀，如果我們能找到那些有心帶著自己認識感覺和情緒的健康從業人員，他們對我們的痊癒，都有很大的助益。

　　但是，在尋找健康從業人員求助時，要注意他們的特質，因為有效的健康從業人員能帶著我們認識自己，走向健康。但是，無效的健康從業人員，不但不能幫助我們了解、認識自己，還會讓我們懷疑、不相信自己，離健康愈來愈遠。

　　我認為一個有效的健康從業人員應有以下幾點特質：

1. 尊重你的感覺和情緒：

　　有效的健康從業人員知道，痊癒從我們了解自己身體的感覺和心理的情緒開始。所以，他們會接納、尊重你的感覺和情緒。當你在訴說感覺和情緒時，他們不會採審判、懷疑、否定的態度。他們應該是包容和沒有偏見的。

2. 歡迎提問、不急著給答案：

　　有效的健康從業人員應有良好的學習習慣，而他們的學習和進步，最大一部分是來自於病患所問的問題。所以，這樣的專業人士應該很歡迎病患問問題。而且，如果問題是跟個人的病症相關，他們不會急著給答案，好像自己什麼都知道一樣。因為，跟個人相關的病症，只有在病人了解自己的感覺和情緒後才有答案，所以，一個有效的健康從業人員，應該不是給答案的人，而是引導我們去認識自己，找到答案的人。

3. 尊重自己的界限：

　　我認為，人只有在真實的關係中才能夠痊癒，所以我們跟健康從業人員所建立的關係如果不真實，痊癒就不可能發生。這個問題，在心理諮商時最明顯。如果諮商師不尊重自己的界限，不懂得自己的情緒，不做適度的溝通，那他／她與病患所建立的關係一定不真實。比如，病患遲到或說了冒犯諮商師的話，諮商師卻沒有溝通並予以修正。在這種不真實的關係裡，沒有治療和痊癒可言。

作者後記

　　從小，我就常常被認為情緒太敏感。大人常常問我：「你怎麼對什麼都有感覺？」「哪有人有那麼多情緒？」我以為自己是被詛咒的，常常很氣自己為什麼不可以像其他人那樣，不理它，就讓它過去。我費盡心力去掩埋自己的各種感覺，我開始討厭自己的感覺和情緒，因為它們跟麻煩畫上了等號。

　　沒有想到多年後，就是因為不重視和忽略自己的感覺和情緒，我才會在異國不停地吃不適合自己身體的食物，也才不知道當別人越過我界限時要管理他們的行為，最後一直退讓到連自己都不認得自己。我把身體裡最重要的警報系統卸除，結果讓身心健康捲入風暴且進入危機。日後因緣際會我踏進了心理健康從業領域，從那裡，又轉進了生理健康從業領域，我這才知道，我不是被詛咒的，我其實是被祝福的。就是因為我有這麼多的感覺和情緒，所以要如何才能得到身心健康，我其實一直都是有答案的。我的高度敏感，不但能帶著自己走出風暴與危機，現在我還能帶領他人走向身心健康。

　　從小，我受的教育要我懂得長幼有序，父母是我的天，他們生下我，我的就是他們的，因為我的生命是他們給的。因此，當我的感受和父母相左時，常常讓我覺得很困擾。進了心理這行才發現，其實不管是哪個人種、哪一國人、是男是女、是年紀大的年紀小的，大家的情緒和感覺是一樣的。因為不管侵犯我們界限的人，是不是自己最愛的，或是最愛自己

的，我們都會感到痛。當我們覺得痛時，不管我們的文化、語言、膚色有多麼的不同，那個揪心的感覺是一樣的。我這才知道，我不只是爸媽的孩子，我們其實都是天的孩子。

因為我們都是天的孩子，所以我們每一個人都被賦予了感覺和情緒的禮物。這些禮物不只能讓我們認識自己，而且，不管他人的家庭背景、性別、年紀、種族，這些禮物也能讓我們認識他人和讓他人認識我們。其實，我們早已具備認識生命所有事物的工具，唯一要做的，就是發現和運用這些工具而已。

雖然感覺和情緒是我們的工具，可是我們不但不運用，還對它極度害怕，對它害怕的結果就是，路太崎嶇，我們不敢走；人太易變，我們不敢愛；他國人太不一樣，我們不敢懂；國際太不公平，我們不敢競爭；東西太複雜，我們不敢學；工作太難找，我們不敢試；食物太麻煩，我們不敢做；人生會出錯，我們不敢活。問題是，值得一看的風景，路必定崎嶇；值得愛的人，一定有改變的能力；值得認識的文化，本來就應該不一樣；值得競爭的舞台，原本就有不公平；值得了解的事物，一定複雜；值得做的工作，必定難找；值得品嘗的美味，沒有不麻煩的；值得活的人生，一定會有錯。我們不敢體驗感覺和情緒，就錯失了體驗人生的機會。

人生在世，注定要受到傷害。就是因為如此，身體設計了產生感覺和情緒的組織，向你通報內外環境的改變。身體知道感覺情緒留在體內會轉成毒，所以給了我們一張嘴，發展了語言，讓我們溝通，給我們機會排解心裡的毒。身體也知道要改變環境，人不能只說不做，所以它讓神經系統與內分泌系統糾結，讓你心理所想的電流訊息能透過生理化學去影響肌肉組織，讓你想什麼就能做到什麼！這整個過程，根本就是個奇蹟。但好似這個奇蹟不夠，天要再附贈一個自由意志，讓你不只想做什麼就能做到什麼，運用自由意志，你還能讓自己做的事充滿意義。你，就是一個奇蹟，

是上天在萬物中選出來的，是身負特別任務的。

　　你的配備如此特別，真的應該好好珍惜。這本書給了你保養與運用自己身體配備的方法，給了你排解心理毒素的溝通工具，也給了你起而行的行為管理手冊。希望你們帶著它們，發現自己的意義，完成天所賦予的任務，我祝福你們：

　　不再只要不被遺棄就好，而是要愛
　　不再只要不跌倒就好，而是要抬頭挺胸地站起來
　　不再只要不痛就好，而是要體驗
　　不再只要不混亂就好，而是要篤定
　　不再只要不輸就好，而是要贏
　　不再只要不死就好，而是要好好活
　　因為只有如此，你才可能真正健康，生命也才能完滿。

　　寫完此書，我首要感謝的是我的父母，他們不曾鑽研感覺和情緒，他們也跟大家一樣對情緒有深切的恐懼和誤解，但是，他們卻抓著一個感覺從不放手，那就是愛。他們想盡辦法愛我，連面對他們自己最恐懼的情緒時，也從來沒有停止過。他們的勇氣與愛，總是可以讓我在重要的時刻醒悟。

　　我也要感謝袁錦陵先生教導我：「就是因為風景好，所以值得走遠路」。當我面對挑戰時，他從不曾提醒我要當心，也從未曾替我害怕，因為他對我只有信任。他知道人生不管成敗都值得慶祝、享受，因為每一刻，都可以是精彩的時刻。

　　談感覺和情緒，是我先生最不想做的事情，如果可以，他會尖叫著跑到地球的另一端。但是，我想研究心理情緒，他支持；我想研究生理機

制，他也支持；我想表達自己的感覺情緒，他克服恐懼，從地球的另一端回到我身邊聆聽我的傾訴，只因為他支持。我所做的一切，如果沒有他的支持，就不可能完整，對他無怨無悔的支持，我衷心感激。

我最想謝的人，是自己的女兒，當初是因為有了她們，讓我重新認識了自己。也因為她們的勇氣，我才得以看到不管年齡大小、長幼順序、階層級別，人經過有效溝通與行為管理所帶來情緒自由的力量。

也要感謝的我的好友葉青提供這本書中的學習案例。任職於上海市市北初級中學副校長的她，對教育的熱情與實踐，帶給了我倆永久的連結與分享。也感謝葉家文先生以統計專業所設計的飲食問卷。同時感謝台灣整合牙醫先進巨樺＆德安醫療團隊所提供的研究資料。

身體平衡，就有好情緒

走出折磨人的情緒問題、根治反反覆覆的生理疾病，
最徹底的身心健康方案

作　　者　賴宇凡

編　　輯　張海靜

封面設計　萬勝安

封面攝影　陳明聖

封面妝髮　許嘉寧

行銷業務　王綬晨、邱紹溢

行銷企畫　曾志傑、劉文雅

副總編輯　張海靜

總 編 輯　王思迅

發 行 人　蘇拾平

出　　版　如果出版

發　　行　大雁出版基地

　　　　　地址　台北市松山區復興北路333號11樓之4

　　　　　電話　02-2718-2001

　　　　　傳真　02-2718-1258

　　　　　讀者傳真服務　02-2718-1258

　　　　　讀者服務信箱E-mail　andbooks@andbooks.com.tw

　　　　　劃撥帳號　19983379

　　　　　戶名　大雁文化事業股份有限公司

出版日期　2023年4月 二版

　　　　　定價　480元

　　　　　ISBN　978-626-7045-85-5（平裝）

　　　　　有著作權・翻印必究

歡迎光臨大雁出版基地官網

www.andbooks.com.tw

國家圖書館出版品預行編目資料

身體平衡，就有好情緒！！：走出折磨人的情緒問
題，根治反反覆覆的生理疾病，最徹底的身心健康
方案／賴宇凡著. -- 再版. -- 臺北市：如果出版：大
雁出版基地發行，2023.04
　面；　公分
ISBN 978-626-7045-85-5（平裝）

1.CST：健康法

411.1　　　　　　　　　　　　112001892